この1冊で安心！
糖質オフの
健康やせレシピ

監修　小田原雅人（東京医科大学教授）
料理　金丸絵里加（管理栄養士）

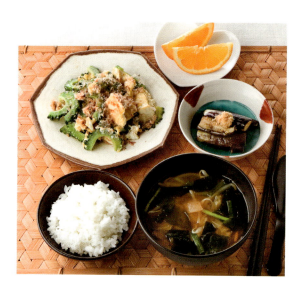

ダイエットや生活習慣病を予防するための食事法として、「糖質制限」「糖質オフ」という言葉がよく聞かれるようになり、実践する人も増えてきました。糖質のとり過ぎは肥満や糖尿病、動脈硬化や脳卒中などの生活習慣病につながります。糖質をある程度制限することで、糖尿病の症状の改善や、肥満の防止に効果があることがわかってきました。しかし、炭水化物を全くとらないというような極端な糖質制限は、長期的な安全について十分検証がとれていません。短期的に体重が減ったとしても、誤った食事制限により、栄養のバランスが極端に偏ることの弊害も考えられます。たとえば、たんぱく質過多により腎機能が低下する可能性が、特に糖尿病患者で危惧されますし、脂質が増えることで心血管病のリスクを上昇させる恐れもあります。

健康的にやせることをめざすなら、血糖値を上げない食べ方や糖質の低い食品をとり、ゆるやかに糖質オフすることで効果をみることができます。糖質オフを上手に続けるためには、「主食を食べない」のではなく、今までとり過ぎていた糖質を少し減らすことがポイント。ゆるやかな糖質オフで健康的なダイエットをはじめましょう。

東京医科大学　糖尿病・代謝・内分泌内科　主任教授　小田原雅人

今までの食事をゆる糖質オフにすると

今までの献立

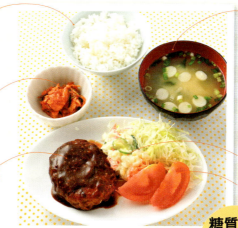

- ごはん1杯（150g）糖質55.3g
- キムチ（40g）糖質2.1g
- ハンバーグケチャップソース（ひき肉100g）糖質15.1g
- みそ汁 糖質2.2g
- ポテトサラダ（じゃがいも35g）糖質6.5g
- トマト（1/4個）糖質2.0g

ごはん1杯（150g）の糖質は55.3g。ケチャップを使った甘いソースやじゃがいものサラダ甘辛いキムチにも糖質はたくさん！

糖質およそ 83.2g

↓

糖質オフの献立

- ズッキーニのペペロンチーノ風 糖質2.4g
- ハンバーグチーズのせ（ひき肉70g＋おから30g）糖質2.8g
- わかめとトマトの白和え 糖質2.8g
- 雑穀ごはん（80g）糖質27.3g

ごはんを控えて野菜や海藻のおかずをプラス。ソースは使わずに、チーズをのせて調味料を工夫すれば大幅に糖質オフ!!

糖質およそ 35.3g

食事の満足感は変わらずに、健康的にやせられる！

CONTENTS

糖質オフをはじめよう
- この本の使い方 … 6
- 正しい糖質オフってどういうこと？
  - 糖質とは？ … 8
  - 糖質をとり過ぎると太るわけ … 9
  - 適度な糖質オフをめざそう … 10
  - 糖質オフの新ルール … 11
  - 食べ順でコントロール … 12

糖質オフの食べ方を知ろう
- 食材と調理法でこんなにちがう！ … 14
- 気をつけよう　糖質の多い食品 … 16
- 上手に糖質オフするための食材選びのポイント … 19
- 栄養不足に注意 … 20
- 食品表示の見方 … 21
- 食べ順でコントロール … 22

実践！糖質オフの献立
- 生活スタイルに合わせた献立のパターン … 24
- 3食主食をとれるまんぷく献立1 … 26
- 3食主食をとれるまんぷく献立2 … 28
- 3食主食をとれるまんぷく献立3 … 30
- テイクアウトで糖質オフ … 32
- 夜だけ軽いゆる糖質オフ献立1 … 34
- 夜だけ軽いゆる糖質オフ献立2 … 36
- 朝軽め、昼・夜ごはんで満足献立1 … 38
- 朝軽め、昼・夜ごはんで満足献立2 … 40
- 昼の外食で糖質オフ … 42
- 夜、外食をするときのコツ … 44
- ときどき実践！糖質カット献立1 … 46
- ときどき実践！糖質カット献立2 … 48
- アルコールをとるなら … 50
- おやつ・間食をとるなら … 52
- 主食1食あたりの糖質量 … 54

つくってみたい糖質オフのやせレシピ

肉の料理
- チキンソテー … 56
- バンバンジー … 57
- 豚のしょうが焼き … 58
- きざみきのこのチーズハンバーグ／焼きしゃぶねぎだれ … 59
- 鶏手羽中の塩麹から揚げ … 60
- なすの豚巻きバターしょうゆソテー／タイ風肉野菜炒め … 61
- 牛ステーキのわさびソース／牛しゃぶサラダ … 62
- 青椒肉絲／豚ヒレ肉ときのこ、ほうれん草のカレークリーム煮 … 63
- 豚肉とかぶ、わかめのゆずこしょう煮／ハーブ揚げミートボール … 64
- しそ巻きひじきつくね焼き … 65
- ラムチョップのマスタードスパイスグリル … 66
- 鶏ささみの明太マヨ焼き／鶏肉のバジル炒め … 67

魚の料理
- さけのあっさり照り焼き … 68
- めかじきのおろしポン酢／さばの水煮缶しょうが鍋 … 69
- えび焼売 … 70
- たいのアクアパッツァ … 71
- かれいのマース煮／まぐろのステーキきざみオクラソース … 72
- アボカドとさけのチーズ焼き … 73
- いかとチンゲン菜、きくらげの中華風塩炒め／たらのレンジ蒸し … 74
- えびときのこのアヒージョ … 75
- スモークサーモンとアボカドのレモンマリネ／さばの高菜煮 … 76
- ぶりのタンドリー … 77

卵・豆腐・大豆の料理
- ハムエッグ／小松菜と厚揚げの卵とじ … 78
- きのことツナのオムレツ／ポーチドエッグのシーザーサラダ風 … 79
- せん切りキャベツの巣ごもり卵 … 80
- 具だくさん茶わん蒸し … 81
- ゴーヤチャンプルー … 82

野菜の料理

わかめとトマトの簡単白和え／桜えびとしいたけ、いんげんの炒り豆腐 ... 83
豆腐ステーキ きのこザーサイソース ... 84
厚揚げとしいたけ、チンゲン菜のオイスターソース煮／厚揚げのピカタ ... 85
オクラのごま和え／きゅうりと焼き油揚げのもずく酢和え ... 86
キャベツの塩昆布サラダ／きゅうりの香味和え ... 87
水菜とわかめのおひたし／ほうれん草とハムの炒めもの ... 88
大豆もやしとわかめのナムル／小松菜のにんにく炒め ... 89
ほうれん草の梅おかか和え／なすのしょうが煮 ... 90
めかぶとセロリのごまだれ和え／にんじんとセロリのラペ ... 91
ゴーヤともやしの甘酢サラダ／焼きピーマンのしょうがびたし ... 92
切り昆布と油揚げの炒め煮／ツナとハムのグリーンサラダ ... 93
ひじきのサラダ／ズッキーニのペペロンチーノ風 ... 94
アボカドとわかめ、グリーンリーフ、パセリのサラダ ... 95
温野菜とゆで卵のチーズグリル ... 95
たたききゅうりの中華風／わかめとごぼうのサラダ ... 96
大根のソムタム風サラダ／白菜ともやしの中華和え ... 97
チョレギサラダ／セロリのピリ辛マヨ和え ... 98
ブロッコリーのツナみそ和え／もやしとちくわのごま酢和え ... 99

きのこの料理

きのこの煮びたし／きのこのマリネ ... 100
きのこといんげんのアーリオオーリオ／えのきときゅうりの塩昆布炒め ... 101
きのこの青のり炒め／こんにゃくとねぎの酢みそ風 ... 102
しらたきとにんじん、油揚げの炒め煮／しらたき明太 ... 103

汁もの料理

具だくさん豚汁／ブロッコリーのポタージュ、カリカリベーコンのせ ... 104
かにとレタスの中華スープ／骨付き肉と大きめ野菜のポトフ ... 105

主食の料理

もやしとわかめのキムチスープ／鶏ひき肉とたっぷり野菜の豆乳スープ ... 106
ニラとえのきのかきたまスープ／炒め野菜のみそ汁 ... 107
コールスローと蒸し鶏のボリュームサンドイッチ ... 108
切り干し大根の蒸し鶏のかさ増し塩焼きそば ... 109
ビザトースト ... 110
えびと野菜のカレー ... 111
ピリ辛牛肉のクッパ ... 112
ガパオライス ... 113
アスパラとえびのカルボナーラ風パスタ ... 114
もやしとしらすの炊き込みごはん ... 115

作りおきの料理

鶏ハム ... 116
牛肉のスパイシーしぐれ煮 ... 117
ひじきのしょうが煮 ... 118
砂肝のコンフィ ... 119
なすの肉みそ炒め ... 120
煮たまご ... 121
ベーコンと野菜のコンソメ煮 ... 122
たこのセビーチェ ... 123
大豆とひき肉のドライカレー ... 124

料理の糖質量一覧

肉料理 ... 126
魚料理 ... 128
卵・豆腐・大豆料理 ... 130
野菜料理 ... 132
汁もの料理 ... 135

食品糖質量一覧

100gあたりの食品糖質量一覧 ... 136
さくいん ... 140

この本の使い方

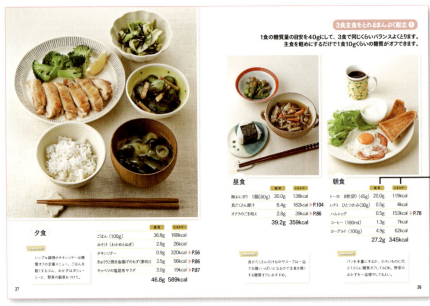

本書では糖質オフを実践するための献立とレシピを紹介しています。まずは巻頭の解説で、糖質オフの仕組みや注意点などを知り、毎日の食事に活かしましょう。

実践! 糖質オフの献立

さまざまな生活スタイルに合わせた献立例を紹介しています。1日に食べる食事の内容と糖質量の目安にしてください。料理1品ずつの糖質量も記載されているのでほかのものと入れ替えて換算するときにも役立ちます。それぞれ糖質オフのポイントも掲載しています。

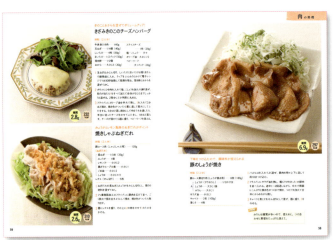

糖質オフのレシピ

糖質オフに配慮した料理のレシピを紹介しています。献立で紹介した料理もリンクされています。材料やつくり方のほか、1品ごとに糖質量とエネルギー量を記載しているので献立を組み立てるときにも便利です。調理のときの糖質オフポイントもご参照ください。

食品糖質量一覧

巻末の糖質量一覧には、一般的な料理と素材の糖質量、カロリー、たんぱく質量、脂質量、塩分量が記載されています。料理の一覧では写真付きで、素材の一覧では100gあたりの食品の糖質量一覧を載せています。献立の組み合わせを考えるときや、調理時の参考にしてください。

表記について

・レシピの材料は表記されている人数分です。写真は1人分を掲載しています。糖質量、エネルギー量は1人分です。
・電子レンジは600wを基準にしています。
・計量単位は大さじ1=15ml、小さじ1=5ml、1カップ=200mlです。
・栄養成分は「五訂日本食品標準成分表」に基づいています。糖質量は炭水化物から食物繊維を引いて算出しています。
・P126〜の料理1食あたりの糖質量一覧に記載されている「Tr」は微量を意味します。糖質量やカロリー、栄養素は、写真にある付け合せの野菜やソースなども含まれます。

6

糖質オフを
はじめよう

いつでも手軽に食べられるから、
ついつい炭水化物メインの食事になっていませんか？
まずは今までの食生活を見直してみましょう。

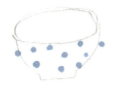

正しい糖質オフってどういうこと？

糖質はごはんやパン、パスタなどの炭水化物に多く含まれています。おにぎりやめん類だけで手軽に食事を済ませていると、栄養バランスが崩れ、糖質のとり過ぎにつながります。本書の糖質オフは、とり過ぎている糖質を減らして、栄養を補い、健康的にやせることをめざすという考え方です。

1日にとる理想的な糖質量は130g前後。炭水化物もお酒も適量楽しめます。極端なカロリー制限ではないので、今までの食習慣をそれほど変えずに無理なく続けられます。

ただ、主食を抜いただけで、食事の量を減らしたり、甘いお菓子を食べていては、糖質オフにはなりません。どんなものに糖質が含まれていて、どんな食べ方をすれば効果的かを知ることからはじめてみましょう。

昭和30年頃の日本人の食事はごはんなどの炭水化物が中心で、エネルギー全体の8割近くを炭水化物でとっていました。また、動物性たんぱく質は少なく塩分が多いことから、高血圧や脳出血などのリスクがありました。食の多様化が進み、体を動かすことが少なくなった今でも炭水化物の多い食習慣はよくみられます。

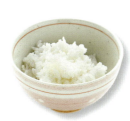
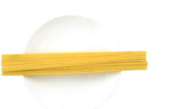

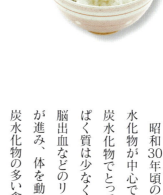

意外と糖質はとり過ぎている!?
エネルギーの栄養素別構成比

(たんぱく質／脂肪／炭水化物 S30・S40・S50・S60・H7・H13・H19)

糖とは？

糖質は、主食となる炭水化物に多く含まれる栄養素。体内で吸収されて体温を保ち、体を動かすエネルギーのもととなります。また、ブドウ糖に分解されて脳を働かせたり、いざというときのエネルギーを体に蓄える働きもあります。

糖質の最少単位を単糖といい、糖質には、単糖類、二糖類をさす「糖類」と、多数の単糖が結びついた「多糖類」、糖アルコールなどがあります。糖質の中でも、でんぷんのようにエネルギー源となるものや、合成甘味料など体への吸収が遅いのが特徴。ブドウ糖、果糖などの単糖類や、砂糖、ショ糖などの二糖類は甘みが強く、分子が小さいので腸で吸収されやすく、血糖値を上げやすいという特徴があります。甘いものに含まれる糖類はとくに肥満を助長する可能性があります。

炭水化物	糖質	糖類	単糖類	ブドウ糖・果糖など
			二糖類	ショ糖・砂糖・麦芽糖など（2つの単糖が結びついたもの）
		多糖類		でんぷん・グリコーゲンなど（多数の単糖が結びついたもの）
	食物繊維	水溶性食物繊維		
		不溶性食物繊維		

炭水化物のなかには食物繊維も含まれますが、消化吸収されにくく、エネルギー源にはなりません。炭水化物から食物繊維をひいたものが糖質です。

糖質オフとは食事のバランスを見直すこと

本書では1日130g程度の糖質量をとることをめざすので、ごはんであれば茶わん軽く3杯は食べられます。1食でだいたい40gの糖質をとると覚えておいてもよいでしょう。糖質を減らす代わりに、たんぱく質や不足しがちなミネラルやビタミンを多くとります。主食を「抜く」のではなく、おかずとのバランスを変えることで、今までの食生活を少し見直してみましょう。

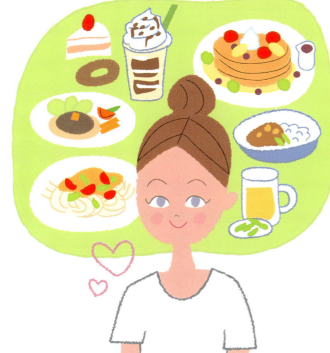

糖質をとり過ぎると太るわけ

糖質は、体の中でブドウ糖や果糖に分解され、腸で吸収されて血液中に流れ込みます。血液を通して全身の細胞へ運ばれて活動エネルギーになるほか、肝臓や筋肉に貯蔵されます。糖質をとり過ぎると、肝臓や筋肉でためきれなくなった分を脂肪細胞に中性脂肪としてため込むことになり肥満の原因となります。

糖質を控えると血液中のブドウ糖がそれほど増えないので、インスリンの働きも少なくすみ、血糖値も上がりにくくなります。インスリンは出過ぎると肥満を助長し、少なければ肥満しにくくなるのです。

糖質をとり過ぎると…

1 糖質をとると血糖値が上がる

糖質が体内に入ると、血液中のブドウ糖（血糖）が増えて血糖値が上がります。すると、すい臓からインスリンというホルモンが分泌されて、血糖値を下げ血中濃度を一定に保とうとします。

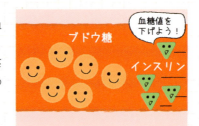

▼

2 とり過ぎると脂肪細胞にたまる

大量の糖質が体に入ると、血液中のブドウ糖濃度が上がり、インスリンの働きも活発になります。肝臓や筋肉でためきれなくなったブドウ糖はどんどん脂肪細胞に送り込まれ、肥満を招きます。

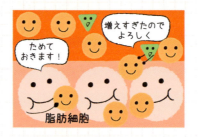

▼

3 インスリンが不足して高血糖に

インスリンの過剰分泌が続くと、すい臓でインスリンを十分つくれなくなったり、働きが悪くなったりします。血糖値のコントロールができずに、高血糖や糖尿病の原因に。

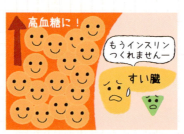

適度な糖質オフをめざそう

極端な糖質制限は、短期的に効果があるように見えても、長期的な安全性に疑問が残ります。糖質が不足すると、脂肪を分解して「ケトン体」をつくりだしてエネルギーの代用にしますが、あくまで緊急用。いつもインスリンが不足した状態でケトン体が出続けると血液が酸性になり、意識障害や死に至ることも。特に糖尿病の人は医師と相談が必要です。

糖質のとらな過ぎ
脳はブドウ糖を必要とするので、不足すると頭がボーッとする、集中力が続かない、イライラしたりやる気が出なかったりすることも。

脂質過多
糖質の代わりに高カロリーの脂質のとり過ぎは、悪玉コレステロールが増えて動脈硬化や脳卒中、心筋梗塞の原因に。

たんぱく質のとり過ぎ
たんぱく質の過剰摂取は腎臓の機能低下を招く可能性も。糖尿病の人は特に注意が必要。

食事量を制限
リバウンドの本当の弊害は筋肉が落ちること。余計に脂肪をため込み太りやすくなります。極端な食事制限は、ストレスがかかりやすくリバウンドの原因にもなります。

食物繊維不足
炭水化物を抜くだけで、野菜やきのこ、海藻類をとらないと、食物繊維が不足しがち。

カロリー不足
ただ主食を抜くだけでは必要な摂取カロリー不足から、めまいや脱力感、体調不良に。

〈誤った糖質オフの失敗例〉

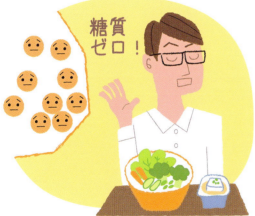

糖質ゼロ！

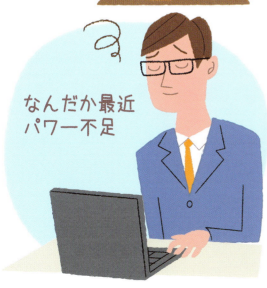

なんだか最近パワー不足

糖質オフの新ルール

1 1日130g程度糖質はとろう

ゆるやかな糖質オフの基本ルールは、1日に130〜140gを目安に糖質をとること。できるだけ3食バランスよく糖質をとり、血糖値を急激に上げないようにします。

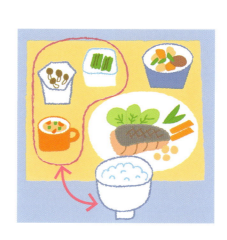

2 主食を減らしたら代わりの栄養を入れよう

主食を少し減らすかわりに、エネルギーを補います。たんぱく質や脂質をバランスよくとり、栄養が偏らないように、食物繊維やビタミン類を多く含む野菜やきのこなども意識してとりましょう。

3 低糖質食品を上手にとろう

よく食べる食材食品、料理の糖質量を知り、1日130〜140gになるように調整してみましょう。低糖質の食品を上手にとれば、カロリーを減らすことはあまり気にしなくても大丈夫です。

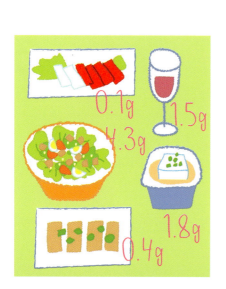

糖質オフの食べ方を知ろう

今までたくさんとっていた糖質を減らすには
食べものや食べ方に工夫が必要です。
糖質オフで気をつけたいことを知っておきましょう。

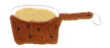

栄養不足に注意

ごはんやめん類などの炭水化物中心の食生活を送っている人が、糖質制限でただ主食を減らしただけでは、栄養不足に。体をつくる栄養素にはそれぞれ役割があるので、減らすばかりではなく補うことも考えて。ひとつの栄養素を抜いたりせずにバランスよくとることが必要です。体を動かして摂取カロリーよりも消費カロリーを増やすことも大切です。

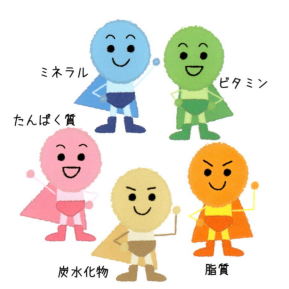

ミネラル / ビタミン / たんぱく質 / 炭水化物 / 脂質

五大栄養素

熱量素
個人によって必要量が異なる。過剰は生活習慣病を招く。

- **炭水化物** (1g=4kcal)
- **脂質** (1g=9kcal)
- **たんぱく質** (1g=4kcal)

熱量素以外
不足しがちな成分であり、一定の基準量をみたす必要がある。

- **ミネラル** (カルシウム・鉄など)
- **ビタミン** (A・B_1・B_2・Cなど)

おもに熱や力のもとになる
● 炭水化物や脂質は、体の中で、おもに体温を保ち、活動の源になる。

おもに体を作る
● たんぱく質は、おもに筋肉や血液・内臓をつくる。
● カルシウムや鉄は、骨組織や血液をつくる。

おもに体の調子を整える
● ビタミンやミネラルは、体の中で他の栄養素の働きを助ける。

カロリーは減らさずに糖質オフするには

運動して
糖質を燃焼する

体内の余分な血糖や脂肪を消費するためには、体を動かすことが効果的。食後30分くらいの血糖値が上がりはじめるころに軽い運動をすると、高血糖状態が抑えられ、食べた分の糖質を燃焼します。

主食とおかずの
バランスを変える

糖質オフは血糖値を上げにくい食べ方。主食メインの食生活を見直して、栄養価の高いおかずを増やします。ビタミンやミネラルなどを含む野菜や海藻、きのこなどを積極的にとります。

ごはんやパンは
食べてもいい

炭水化物には体に必要な栄養素であるビタミンやミネラル、食物繊維も含まれます。食べ方や量に気をつけてとれば、極端な制限は必要なし。我慢せずにバランスよく食べます。

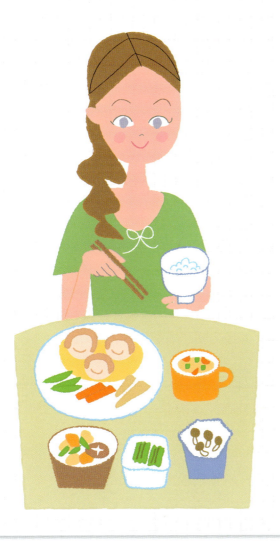

たんぱく質や脂質は
しっかりとる

筋肉量が減ると、基礎代謝が低下してやせにくい体になるので、良質なたんぱく質を含む肉や魚はしっかりとりましょう。糖質の気になる果物や乳製品は、老化防止や美容など、体に必要な栄養素ですが、多過ぎないように適量をとります。

上手に糖質オフするための 食材選びのポイント

糖質オフでは、血糖値を上げにくい低糖質食材を選んで活用することがポイント。同じ食品ばかりに偏らないようにバランスよく選ぶことも大切です。

ビタミンやミネラル、食物繊維を含む**炭水化物**は、活動するために必要な栄養素。食べないのではなく減らす

GI値

GI値はグリセミック・インデックス（Glycemic Index）の略で、食品が体内に入ってから、血糖値が上昇するスピードを表したもの。GI値の高い食品を食べると血糖値は急激に上昇し、低い食品を食べると血糖値の上昇は遅く、インスリンの分泌がおさえられます。なるべくGI値の低いものをとりましょう。

玄米	<	白米
ライ麦パン	<	食パン
そば、中華めん	<	うどん
パスタ（全粒粉）	<	パスタ（乾）
オールブラン	<	コーンフレーク
さつまいも	<	じゃがいも
メープルシロップ	<	はちみつ
りんご	<	バナナ

お茶わん一杯（150g）あたりの糖質量はおよそ55g。3食ごはんをしっかり食べると、それだけで1日の糖質量は160gを超えるので、ごはん茶わんに7〜8分目程度にしたり、具だくさんの炊きこみごはんでかさ増しをしてごはんの量を減らしましょう。茶わんのサイズを小さくするのも〇。玄米や五穀米、パンならライ麦や全粒粉などの精製されていない食材は、GI値が低く、体内にゆっくり吸収されて血糖値の上昇を防ぎます。

肉、魚、卵、大豆は体をつくる良質の**たんぱく質**。糖質量が少ないのでエネルギー源としてもしっかりとる

肉、魚などの動物性たんぱく質は低糖質食材。シンプルな調理を心がけましょう。肉は鉄分、ビタミン群も豊富で腹もちがよいので満腹感を得られ、特に赤身肉に含まれるL-カルニチンは脂肪の燃焼を促します。青魚に多く含まれるEPA、DHAは血液をさらさらにして、中性脂肪を下げる効果があり、高血圧、脳卒中、動脈硬化の予防にも。植物性のたんぱく質はある程度糖質が含まれるので食べ過ぎには注意。

それぞれ異なる働きのある動物性、植物性、魚の脂。良質の**脂質**をバランスよくとる

油も適量とりましょう。オリーブ油に含まれるオメガ9や魚の脂、しそ油、アマニ油、くるみなどに含まれるオメガ3などの不飽和脂肪酸は抗酸化効果も高く、中性脂肪を下げるといわれます。加熱にはオリーブ油、サラダなどにはしそ油やアマニ油をとり入れて、新鮮な青魚も食卓に並べましょう。

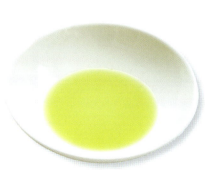

やせホルモンが消化と吸収をゆるやかに

食物繊維、青魚に含まれるEPAは、腸内でやせホルモンといわれるGLP-1の分泌を促し、消化と吸収をゆるやかにするので積極的にとりたい食材です。食欲を抑え、動脈硬化の予防によいといわれます。

ビタミン、ミネラル、鉄分、カルシウム不足しがちな栄養素を
野菜からとる

体の調子を整えるために必要なビタミンやミネラル、鉄分などの栄養素は野菜に含まれるので、きのこや海藻などと合わせて意識してとりましょう。加熱した方がかさが減り多く食べられます。葉もの野菜は糖質が少なく、トマトやなす、ピーマンなど実の野菜はやや高め。玉ねぎやにんじん、ごぼうなどの根菜類は高めなのでとり過ぎに気をつけて。さつまいも、じゃがいもなどのいも類は糖質が多いので要注意です。

		糖質
なす	1本（160g）	**4.1g**
ねぎ	1本（150g）	**4.5g**
トマト	1個（220g）	**7.9g**
白菜	520g	**9.2g**
かぼちゃ	60g	**10.3g**
根菜		
しょうが	1かけ（15g）	**0.7g**
大根	120g	**2.9g**
れんこん	25g	**3.4g**
かぶ	1個（130g）	**3.6g**
にんじん	1本（130g）	**8.1g**
玉ねぎ	1個（200g）	**13.5g**
ごぼう	1本（215g）	**18.8g**
いも類		
さといも	1個（75g）	**6.9g**
ながいも	120g	**13.9g**
じゃがいも	1個（110g）	**16.1g**
さつまいも	1/2本（70g）	**18.4g**
きのこ		
まいたけ	1株（105g）	**0.0g**
マッシュルーム	1個（8g）	**0.0g**
しいたけ	1個（15g）	**0.2g**
なめこ	20g	**0.3g**
エリンギ	1本	**0.9g**
ぶなしめじ	1株	**1.3g**
えのきたけ	1束	**3.2g**

		糖質
クレソン	4g	**0.0g**
青じそ	1枚（0.8g）	**0.0g**
糸みつば	10g	**0.1g**
かいわれ大根	10g	**0.1g**
ししとうがらし	2個（12g）	**0.2g**
春菊	35g	**0.3g**
サニーレタス	30g	**0.4g**
ズッキーニ	35g	**0.5g**
レタス	30g	**0.5g**
ほうれん草	1束（250g）	**0.7g**
オクラ	5本（60g）	**0.9g**
ピーマン	1個（40g）	**0.9g**
えだまめ	50g	**1.0g**
小松菜	1束（240g）	**1.0g**
ミニトマト	1個（17g）	**1.0g**
カリフラワー	50g	**1.1g**
キャベツ	30g	**1.1g**
ブロッコリー	1株（290g）	**1.1g**
ニラ	1束（100g）	**1.2g**
セロリ	1本（120g）	**1.3g**
アスパラガス	1束（100g）	**1.7g**
きゅうり	1本（120g）	**2.2g**
ゴーヤ	1本（200g）	**2.2g**
チンゲン菜	1束（400g）	**2.7g**
たけのこ（ゆで）	135g	**2.9g**
そらまめ	25g	**3.3g**

気をつけよう 糖質の多い食品

糖質は主食だけでなく、料理で使う調味料など、いろいろな食品に含まれています。気づかずに、うっかりとり過ぎて、脂肪をため込んでしまうことも。糖質の多い料理が重ならないように、ふだんから糖質量の高い食品をチェックしておき、食べ過ぎないように注意しましょう。

主食

主食になるものはほとんどが炭水化物

ごはん、パン、めん類だけでなく、お好み焼きや肉まんなども糖質の多い食品。量をとりがちな餃子や焼売、春巻きの皮にも注意しましょう。

いも・かぼちゃ

野菜ではなく炭水化物と考えて

食物繊維やビタミンが豊富ないも、かぼちゃの糖質はかなり高く、たくさん食べるのは注意が必要です。これだけで食事にしないでほかのものと組み合わせて。

甘いもの

砂糖や甘味料は糖のかたまり

砂糖や甘味料を使った甘いものはいわずもがな高糖質。特に糖類は吸収が早く急速に血糖値を上昇させます。果物の果糖も体に吸収されやすく中性脂肪の原因に。

ほかにも…

見過ごしがちな糖質のある食材

カレーやシチューなどの市販のルウ、あんかけなど、とろりとしたものは小麦粉やかたくり粉が使用されています。天ぷらやフライなどの衣も糖質アップのもと。

調味料・たれ

甘味やとろみの調味料に注意

みりん、ソース、ケチャップなど、甘みやとろみのある調味料は糖質が高め。低糖質の肉や魚を選んでも、味つけで糖質量がアップしてしまうことも。

食材と調理法でこんなにちがう！

まちがいやすい低カロリー素材

どちらも低カロリーなダイエット食材ですが、糖質の量は意外な差があります。はるさめは緑豆やいものでんぷんが原材料なので高糖質。しらたきはこんにゃくでできているので低糖質です。

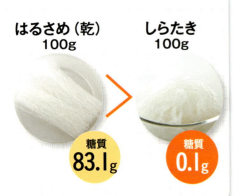

はるさめ（乾）100g　糖質 83.1g
しらたき 100g　糖質 0.1g

味つき缶詰や加工品は意外に糖質が高い

糖質量の少ない肉や魚は、塩焼きや蒸し煮、ゆでたまごなど、素材のまま調理されたものや、シンプルに加工された水煮缶などは低糖質。甘い味つけの佃煮やみそ煮などは調味料の糖質がプラスされています。

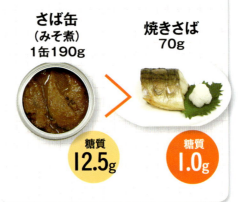

さば缶（みそ煮）1缶190g　糖質 12.5g
焼きさば 70g　糖質 1.0g

みりんや砂糖などの甘い味つけに注意

煮ものに使われるみりんや砂糖で糖質アップ。なるべく薄味にするか、食べ過ぎないようにします。ケチャップやたれなども意外と糖質があります。だしや香辛料、レモンなどで風味を工夫して。

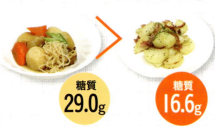

肉じゃが じゃがいも80g　糖質 29.0g
ジャーマンポテト じゃがいも100g　糖質 16.6g

衣が厚い料理は食べ過ぎに注意

肉や魚に小麦粉やパン粉の衣をつけて揚げると糖質が一気にアップ。味が濃いめでカロリーも高くなるので、食べる量を控えたり、厚い衣は部分的にはがすなどをして対策を。めん類に入っている揚げものにも注意。

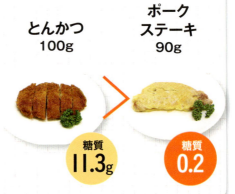

とんかつ 100g　糖質 11.3g
ポークステーキ 90g　糖質 0.2

食べ順でコントロール

3 肉・魚（たんぱく質）
野菜類のあとは、たんぱく質の肉や魚、大豆などの主菜を。糖質ほど吸収が早くないのでしっかり食べます。

1 野菜（食物繊維）
まずはじめにサラダや副菜の野菜から食べはじめます。食物繊維はゆっくりと体内に吸収され、血糖値の急上昇を防ぎます。

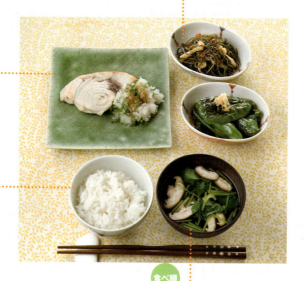

4 ごはん（炭水化物）
主食は最後に食べましょう。懐石料理のスタイルが理想的です。主菜のあとなので食べ過ぎ防止にもなります。

2 汁もの
野菜や海草類が入っている具だくさんの汁ものがおすすめです。いもなどの糖質の多いものが入っていたらあとで食べます。

料理を食べる順番を意識することで、急速な血糖値の上昇を防いでインスリンの分泌を抑えます。はじめに食物繊維の多いきのこや、海藻、野菜などを食べることで糖質の吸収をゆるやかにして、血糖値を上がりにくくします。次に、主菜、主食の順に食べましょう。いもやかぼちゃなど、糖質の多い根菜類も後に回しましょう。

また、食事の間隔も重要です。空腹時にいきなり糖質をとると急激に血糖値が上昇してしまいます。お腹がすいた状態でのどか食いは禁物です。よくかんで、ゆっくり味わって食べましょう。

食品表示の見方

糖質がどのくらい含まれているのか、食品表示を見ることを習慣にして、
食品を選ぶときや、栄養の過不足を補うときの参考にしましょう。

栄養成分表示	
1本(100g)あたり	
エネルギー	67kcal
たんぱく質	3.3g
脂質	3.8g
炭水化物	4.8g
食塩相当量	0.1g

糖質はここをチェック！

栄養成分表示

食品には栄養成分を表示することが食品表示法により定められています。表示単位は食品ごとに違うので食べる量を確認します。糖質は炭水化物から食物繊維をひいたもの。おおよその目安として参考にしましょう。

糖質オフ・糖類ゼロの違いは？

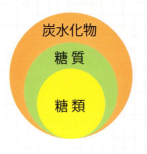

糖類ゼロは糖質のなかの糖類がゼロということなので糖質は含まれます。糖類を使わずに糖アルコールや合成甘味料を使っている可能性があります。糖質ゼロは糖類もゼロということになりますが、基準値未満の糖類や糖質を使用している可能性も。

ゼロの表記について

栄養表示基準に基づき、100mlあたり0.5g未満であれば0gと表示できます。無糖、ノンシュガー、シュガーレスも同じです。全く入っていないということではないのでとり過ぎには注意して。

微糖・低糖の基準

糖類の表示基準は食品の場合100gあたり5g、飲料の場合は100mlあたり2.5g以下であれば糖分ひかえめ、微糖、低糖、ライト、ダイエットなどと表示できます。糖類はショ糖、果糖、ブドウ糖、麦芽糖などの合計の糖分を表します。

実践！
糖質オフの献立

生活スタイル別の糖質オフ献立を紹介。
食事は1食だけでなく1日単位で考え、
朝、昼、夕食の組み合わせから糖質量を調節して。

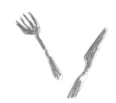

スタイルに合わせた献立のパターン

1 3食主食をとれるまんぷく献立

3食とも家で食事をとる人や、家族といっしょに食卓を囲む人におすすめ。1食の主食は、ごはん茶わん1/3〜2/3程度、パンなら食事パンを1個ほど。ただ主食だけ減らすのではなく、肉や魚のたんぱく質をしっかりとり、野菜のおかずを増やします。

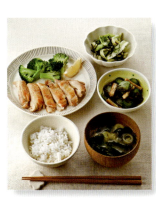

こんな人におススメ！
ごはんやパンが大好き！
3食を家で食べることが多い
家族と同じ食事で糖質オフしたい

2 夜だけ軽いゆる糖質オフ献立

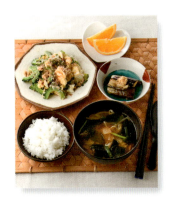

昼に食事をコントロールしづらい人は夜を軽めに。活動してエネルギーを消費する昼は、しっかり食べても大丈夫です。なるべく主食メインではなく、たんぱく質や野菜がしっかりとり、おかずにボリュームのあるものを選びます。夜は栄養を補うことを意識して、消化のよいものを軽めにとるのが理想的。

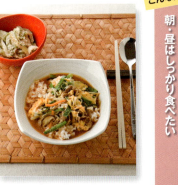

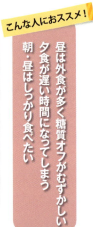

こんな人におススメ！
昼は外食が多く糖質オフがむずかしい
夕食が遅い時間になってしまう
朝・昼はしっかり食べたい

24

生活

3 朝軽め、昼・夜ごはんで満足献立

朝あまり食べられないという人も、少しは口に入れて、昼食で急激に血糖値が上がるのを防ぎます。足りない栄養素は、昼でしっかりとるようにします。夜もボリュームのある食事にするようにします。夜の量は控えめにして糖質の低いおかずを増やして充実させます。

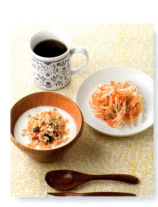

こんな人にオススメ！
朝はあまり食べられない
朝ごはんの時間が不規則
夜はやっぱりふつうに食べたい

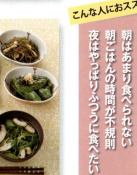

4 ときどき実践！糖質カット献立

糖質をとり過ぎた日が続いたら、主食をカットして糖質量をコントロール。夕食の主食を抜くと、脂質が多く濃い味つけや、肉ばかりになりがち。野菜のおかずを増やして栄養が偏らないようにします。糖質カットの献立は短期間だけにして長く続けないようにします。

こんな人にオススメ！
最近糖質をとり過ぎている
飲みにいくことが多い
糖質オフの加減がわからない

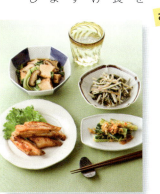

3食主食をとれるまんぷく献立 ①

1食の糖質量の目安を40gにして、3食で同じくらいバランスよくとります。
主食を軽めにするだけで1食10gくらいの糖質がオフできます。

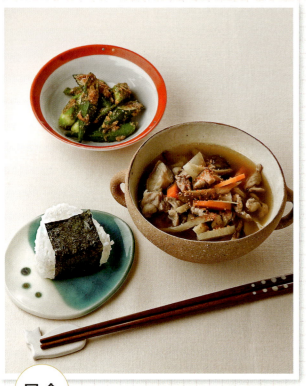

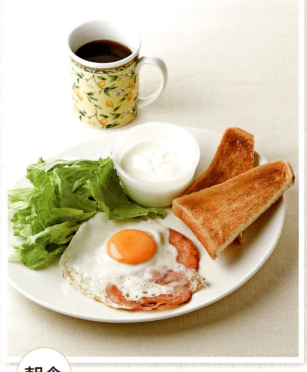

昼食

	糖質	エネルギー	
梅おにぎり 1個(80g)	30.0g	138kcal	
具だくさん豚汁	6.4g	182kcal	▶P.104
オクラのごま和え	2.8g	39kcal	▶P.86
	39.2g	**359kcal**	

朝食

	糖質	エネルギー	
トースト 8枚切り(45g)	20.0g	119kcal	
レタス ひとつかみ(30g)	0.5g	4kcal	
ハムエッグ	0.5g	153kcal	▶P.78
コーヒー(180ml)	1.3g	7kcal	
ヨーグルト(100g)	4.9g	62kcal	
	27.2g	**345kcal**	

comment
具がたくさんの汁ものやスープは一品でお腹いっぱいになるので主食を軽くする糖質オフにおすすめ。

comment
パンを半量にするか、小さいものに代えてさらに糖質オフしてもOK。野菜のおかずを一品増やしてもよい。

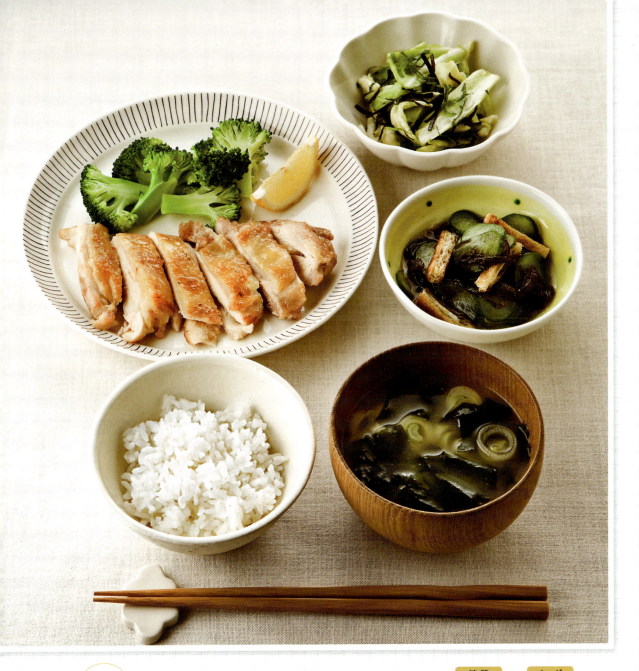

夕食

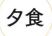

シンプル調理のチキンソテーは糖質オフの定番メニュー。ごはんを軽くするぶん、おかずはボリューミーに、野菜の副菜もつけて。

	糖質	エネルギー	
ごはん（100g）	36.8g	168kcal	
みそ汁（わかめとねぎ）	2.6g	26kcal	
チキンソテー	0.9g	320kcal	▶P.56
きゅうりと焼き油揚げのもずく酢和え	3.5g	56kcal	▶P.86
キャベツの塩昆布サラダ	3.0g	19kcal	▶P.87
	46.8g	**589kcal**	

3食主食をとれるまんぷく献立 ❷

手軽な主食メインの献立になりそうなときは、野菜やたんぱく質もとれる一品に。
他の2食で主食の量を調整しましょう。

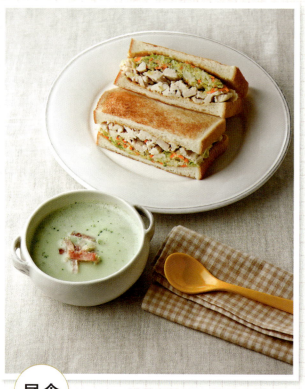

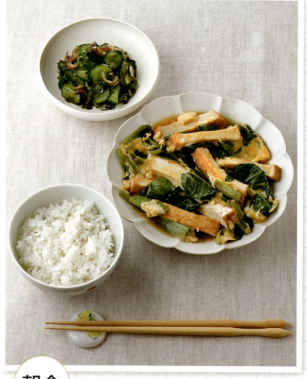

昼食

	糖質	エネルギー	
コールスローと蒸し鶏のボリュームサンドイッチ	45.5g	398kcal	▶P.108
ブロッコリーのポタージュ、カリカリベーコンのせ	2.4g	65kcal	▶P.104
	47.9g	463kcal	

朝食

	糖質	エネルギー	
ごはん（100g）	36.8g	168kcal	
小松菜と厚揚げの卵とじ	5.9g	223kcal	▶P.78
きゅうりの香味和え	1.4g	11kcal	▶P.87
	44.1g	402kcal	

comment
サンドイッチは薄切りパンを選び、具をたっぷりと。ボリュームがあるので半分だけにして、夜の主食を増やしても。

comment
卵とじは汁けが多いので具だくさんのスープ感覚で。厚揚げたっぷりで栄養バランスもバッチリ。

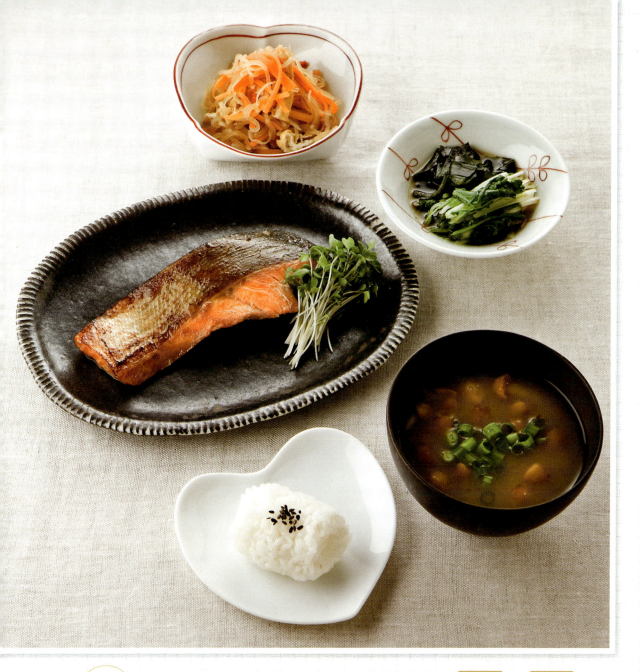

夕食

comment

昼の主食が多いときは、夜のごはんを控えめに。高たんぱく低脂質な魚をメインに、まんぷく感を得やすい海そう類の副菜を。

	糖質	エネルギー	
おにぎり（80g）	29.4g	134kcal	
なめこのみそ汁	3.3g	28kcal	
さけのあっさり照り焼き	3.2g	180kcal	▶P.68
水菜とわかめのおひたし	2.1g	21kcal	▶P.88
しらたきとにんじん、油揚げの炒め煮	3.4g	52kcal	▶P.103
	41.4g	**415kcal**	

3食主食をとれるまんぷく献立 ❸

朝が軽めなら、昼にしっかりボリュームのあるものを食べてたんぱく質をとります。
夜は消化がよく糖質低めのおかずを並べてごはんは八分目に。

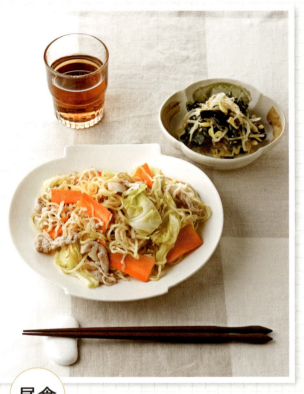

昼食

	糖質	エネルギー	
切り干し大根の かさ増し塩焼きそば	42.5g	401kcal	▶P.109
大豆もやしとわかめの ナムル	1.3g	56kcal	▶P.89
	43.8g	457kcal	

comment
焼きそばは切り干し大根でかさを増して めんを半分だけ使用。塩味であっさり、 歯ごたえもよく、満足感があります。

朝食

	糖質	エネルギー	
クロワッサン　1個（45g）	19.0g	202kcal	
きのことツナのオムレツ	1.4g	172kcal	▶P.79
ほうれん草とハムの炒めもの	0.7g	79kcal	▶P.88
	21.1g	453kcal	

comment
クロワッサンはカロリーは高めですが、 糖質はロールパンより低め。卵や野菜 といっしょにバランスよく。

30

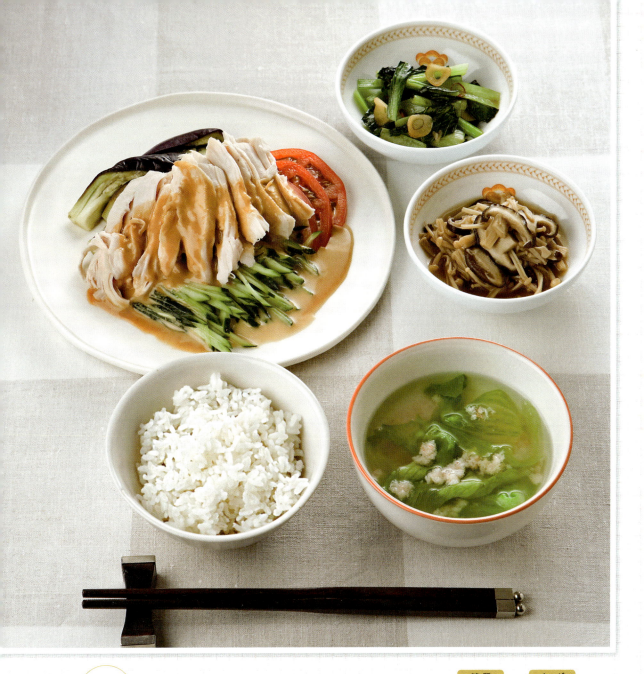

夕食

comment

低カロリー、低脂質のヘルシーメニュー。安心してたっぷり食べられます。ごはんを減らしてもおなかいっぱいに！

	糖質	エネルギー	
ごはん（100g）	36.8g	168kcal	
バンバンジー	7.8g	254kcal	▶P.57
かにとレタスの中華スープ	0.9g	28kcal	▶P.105
小松菜のにんにく炒め	1.8g	37kcal	▶P.89
きのこの煮びたし	3.5g	21kcal	▶P.100

50.8g　508kcal

テイクアウトで糖質オフ

低糖質の食品を上手に組み合わせて

コンビニやお総菜などのテイクアウトは、糖質の低いものを食べたい分だけ自由に選べるので便利。コンビニでは、サラダチキンや煮卵、低糖質のブランパンなど、糖質オフに配慮した商品も増えてきているので、栄養成分表示などをチェックして糖質の低いものを組み合わせて。テイクアウトでも肉や魚の主菜をとり、炭水化物に偏らないようにしましょう。

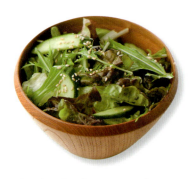

選び方のくせから偏りを見直す

メニューを組み合わせる場合、おにぎりなどの炭水化物を一品、たんぱく質おかずを選んだら、野菜の単品をプラスして。ハムやツナなどたんぱく質が入ったボリュームサラダなどもおすすめ。

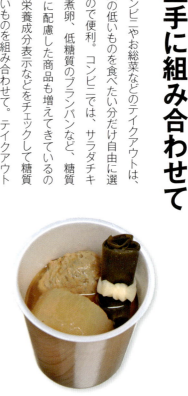

NGメニュー

- めん類＋おにぎり、パスタ＋パン、焼きそば＋チャーハンなど炭水化物同士の組み合わせは避けて。もの足りなかったら、お総菜をプラス。
- 肉、魚料理でも甘辛く煮てあるものは意外と糖質高め。
- ポテトサラダ、マカロニサラダも要注意。

おすすめメニュー

- 糖質低めのお惣菜2〜3種とおにぎり1個か低糖質のパンを組み合わせる。
- おにぎりは五穀米や玄米、具は甘辛くないものを。
- おでんは大根、しらたき、卵がおすすめ。
- デザートは甘いものは避け、ゼリーや寒天、無糖のヨーグルトを。

お弁当を選ぶなら おかずの比重が高いものを

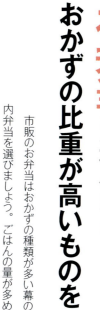

市販のお弁当はおかずの種類が多い幕の内弁当を選びましょう。ごはんの量が多めなので少なめにしてもらうか、自分で量を調整して。から揚げ弁当、ハンバーグ弁当など、おかずが1種類だけなら、野菜のお総菜を追加してバランスをとりましょう。

お総菜を選ぶなら

お総菜は、から揚げや焼き魚などシンプルに焼いたり揚げたりしたものが低糖質。卵や豆腐を使ったおかずもよいでしょう。中華風のとろみのある、甘辛い味のものより、あっさり味がおすすめです。市販のお総菜は濃いめの味が多いので、ごはんの食べ過ぎに注意しましょう。

パンを買うときは 甘くないものを

菓子パンよりも食事パン、胚芽パンや全粒粉のパンなどを選びましょう。サンドイッチなら、野菜だけでなく、チキンやツナ、卵などが入ったものはおすすめ。焼きそばパンはNG。バターの入ったクロワッサンは糖質低めです。たんぱく質のおかずを組み合わせて、パンだけにならないように。

ホットスナックは 見極めて利用する

コンビニのレジ横にあるから揚げや、フランクフルトなどのホットスナック。さまざまな種類があるので、低糖質のものを選んで利用するのもいいでしょう。おでんや焼きとり、フランクフルトは低糖質。アメリカンドッグは衣が高糖質。から揚げはシンプルな衣の薄いものならOKですが、衣が厚いものは要注意。肉まんは1個の糖質が40～50gでごはん一杯分と同じなので気をつけて。

夜だけ軽いゆる糖質オフ献立 ①

夜の食事が遅くなるときは、朝、昼に栄養バランスのよい食事をしっかりとり、夜は軽めにするのが理想的。寝る前に血糖値があまり上がらないようにします。

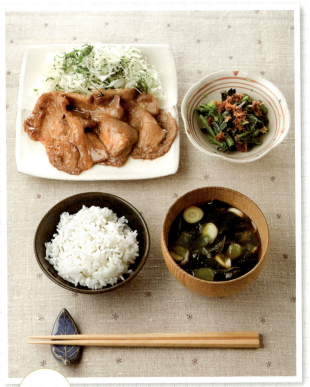

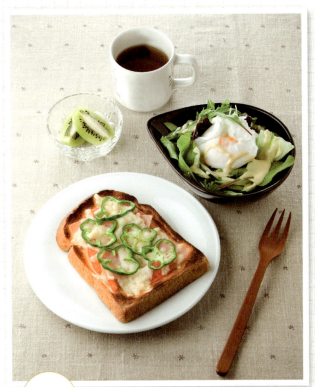

昼食

	糖質	エネルギー	
ごはん（100g）	36.8g	168kcal	
みそ汁（わかめとねぎ）	2.6g	26kcal	
豚のしょうが焼き	6.9g	297kcal	▶P.58
ほうれん草の梅おかか和え	0.7g	20kcal	▶P.90
	47.0g	**511kcal**	

comment
糖質オフの昼食でも、がっつり系のメニューも食べられます。ごはんは軽めを意識して、1日で調節。

朝食

	糖質	エネルギー	
ピザトースト	34.3g	306kcal	▶P.110
ポーチドエッグのシーザーサラダ風	3.5g	132kcal	▶P.79
紅茶（180ml）	0.2g	2kcal	
キウイフルーツ 1/2個（50g）	5.5g	27kcal	
	43.5g	**467kcal**	

comment
チーズは低糖質なタンパク源なので朝食やおやつにおすすめ。パンは薄切りにして糖質オフ。

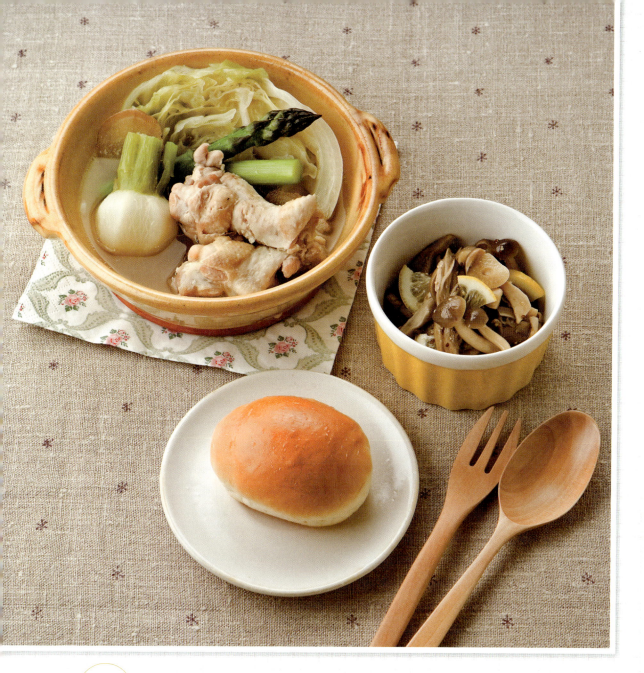

夕食

comment

昼をしっかり食べたぶん、夜は具だくさんのスープをメインに。骨付きの肉はボリューム感があり、スープのコクが増すのでおすすめ。

	糖質	エネルギー	
バターロール　1個（30g）	14.0g	95kcal	
骨つき肉と大きめ野菜のポトフ	7.6g	196kcal	▶P.105
きのこのマリネ	3.1g	60kcal	▶P.100
	24.7g	**351kcal**	

夜だけ軽いゆる糖質オフ献立 ❷

夜軽めのときは朝と昼にたんぱく質や野菜をしっかりと。カレーはごはんの量に注意して、1食で食べ過ぎたらほかの食事で主食を減らすなど1日で調節を。

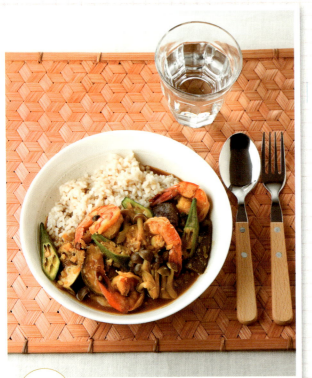

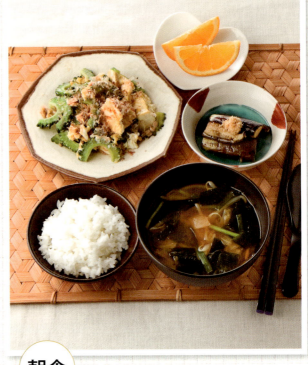

昼食

	糖質	エネルギー	
えびと野菜のカレー（ごはん 100g）	50.0g	336kcal	▶P.111
合計	50.0g	336kcal	

comment
高糖質と敬遠しがちなカレーも、ルウを使わないスープ風ならOK。ごはんは少なめにして、具だくさんにすると食べごたえもあり大満足。

朝食

	糖質	エネルギー	
ごはん（100g）	36.8g	168kcal	
オレンジ 1/4個（40g）	3.6g	40kcal	
もやしとわかめのキムチスープ	2.2g	22kcal	▶P.106
ゴーヤチャンプルー	3.4g	186kcal	▶P.82
なすのしょうが煮	3.5g	39kcal	▶P.90
合計	49.5g	455kcal	

comment
朝からごはんを食べるときは、たんぱく質を必ずとり入れて。ごはんの量は少なめに調整。

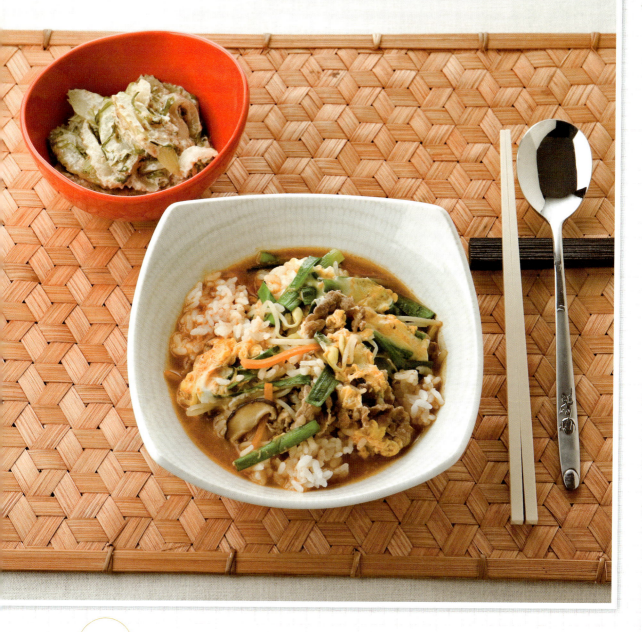

夕食

comment
夜軽めのときは、茶わん半分弱のごはんをクッパや雑炊に仕上げると満足度アップ。野菜をたくさん入れてバランスを。

	糖質	エネルギー	
ピリ辛牛肉のクッパ（ごはん　60g）	30.0g	332kcal	▶P.112
めかぶとセロリのごまだれ和え	1.4g	72kcal	▶P.91
	31.4g	**404kcal**	

昼の外食で糖質オフ

炭水化物だけでなく
肉や魚の主菜をしっかりとる

手軽にとれる昼の外食は、炭水化物メインになりがち。ある程度しっかり食べていいといっても、メニューの選び方によっては糖質のとり過ぎになるので、どんなものに糖質が多いのかはおさえておきましょう。

1日130g程度の糖質量を目安にした場合、昼に50〜60gくらいをとり、朝、夜で調節するとよいでしょう。炭水化物だけでお腹がいっぱいにならないよう、肉や魚の主菜をしっかりとることがポイント。

カレーや丼ものは
ごはんの量を減らして

カレーや丼ものは一品で満腹感が得られますが、ごはんの量が多く、かなりの糖質をとることに。ごはんを減らして糖質量を調整しましょう。

カレーなら、とろみのないスープカレーやタイ風のカレーなどが糖質低め。サラダをいっしょに注文するなど、サイドメニューをいっしょに注文するなど、サイドメニュー菜のおかずを増やして。

で栄養を補いましょう。丼ものでは、かつ丼や天丼はカロリーも高く糖質も100gを超えます。甘辛い味の親子丼、うな丼、牛丼なども100g前後。野菜の多い中華丼、海鮮丼などを選んでごはんを減らすのがおすすめです。もの足りなければ卵や野菜のおかずを増やして。

めん類を
選ぶなら
野菜をプラス

うどん、そば、ラーメンなどのめん類は手軽に食べられて便利ですが、高糖質のわりに腹持ちがよくありません。具だくさんのものを選ぶか、野菜の一品を加えて。

そばの糖質は50g前後、うどんは60g前後ですが、高糖質のとろろや揚げものが入っていると糖質過多に。ラーメンは70g前後ですが、塩味、しょうゆ味に比べて、みそ味、担々麺は高め、ワンタンめんはワンタンの糖質も加わり90gを超えます。焼きそばはカロリーも加わり90gを超えます。焼きそばはカロリーも高く糖質も高めです。

38

多品目をバランスよくとれる和定食を選ぶ

肉、魚、豆腐などのたんぱく質を中心としたおかずに野菜の副菜がついた定食はバランスもよく、糖質オフにおすすめです。昼にバランスよくしっかり食べておけば、余計な間食も防ぐことができ、朝、夜軽めにしても安心です。

焼き魚、刺身、しょうが焼き、から揚げなどの定食で、ごはんを軽めの1杯（100gくらい）にすれば、糖質量を50～60gに抑えられ、満腹感も得られます。ごはんは糖質の吸収がゆっくりな玄米や五穀米を選ぶとよいでしょう。煮ものは少量に。

ドリンクにも油断は禁物

食後のコーヒーや紅茶そのものに糖質はほとんどありませんが、砂糖、ミルクを入れると一気に高糖質に。ガムシロップを入れると糖質10gにも。体によさそうな野菜ジュースや、豆乳も意外と糖質が高いので注意。

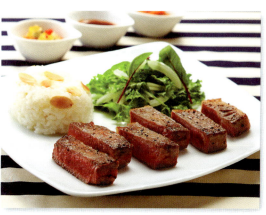

洋食メニューはステーキやグリル

洋食のメニューでは、肉、魚、豆腐のステーキやグリルなど、シンプルに調理したものを。デミグラスソースなどの洋風ソースは糖質高め。つけ合わせのじゃがいもに注意して、サラダをつけます。セットメニューなら、ごはんとみそ汁よりも、パンの方が糖質低め。パンを選ぶか、ごはんを半分にしても。

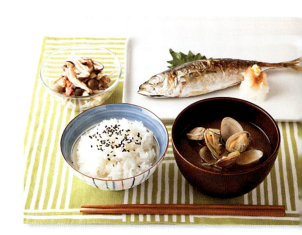

39

朝軽め、昼・夜ごはんで満足献立 ❶

朝は食べないと昼に血糖値が急激に上がるので、軽いものでも何か食べましょう。
夕食は低糖質おかずの品数を増やして充実させるのが主食を控えるコツ。

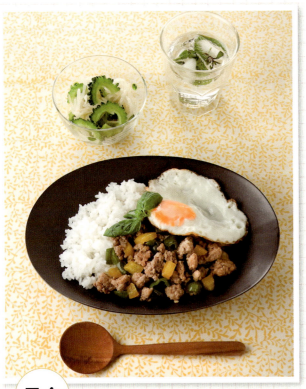

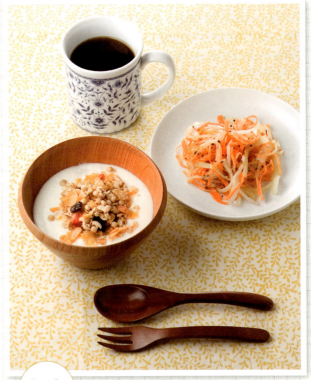

昼食

	糖質	エネルギー	
ガパオライス（ごはん 100g）	44.0g	463kcal	▶P.113
ゴーヤともやしの甘酢サラダ	3.4g	33kcal	▶P.92
	47.4g	496kcal	

朝食

	糖質	エネルギー	
コーヒー（180ml）	1.3g	7kcal	
ヨーグルト（150g）・フルーツグラノーラ（30g）	26.3g	227kcal	
にんじんとセロリのラペ	4.5g	48kcal	▶P.91
	32.1g	282kcal	

comment
スパイスを利かせたエスニック料理は肉や野菜が豊富。ごはんは五穀米や玄米にするとなおよし。

comment
食欲のない朝も何か口に入れて、急激な血糖値の上昇を防ぎます。サラダは作り置きで手早く一品に。

40

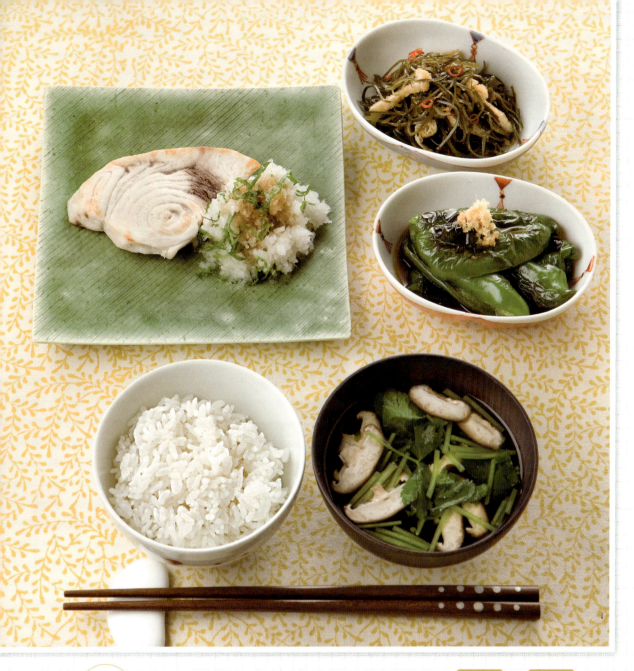

夕食

comment

魚料理は調理法がポイント。煮魚よりも焼魚かステーキにすると糖質オフ。ソースはポン酢でさっぱりと。

	糖質	エネルギー	
ごはん（100g）	36.8g	168kcal	
三つ葉としいたけのすまし汁	1.1g	9kcal	
めかじきのおろしポン酢	3.6g	190kcal	▶P.69
焼きピーマンのしょうがびたし	4.1g	36kcal	▶P.92
切り昆布と油揚げの炒め煮	1.6g	52kcal	▶P.93
	47.2g	**455kcal**	

朝軽め、昼・夜ごはんで満足献立 ❷

朝軽めなら昼にめんを少なめにしたパスタも食べられます。
夜はお酒を飲まない場合、ごはんを軽く1杯（100g）食べても大丈夫。

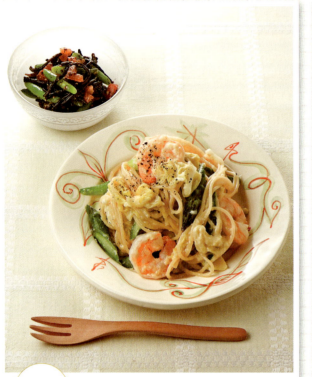

昼食

	糖質	エネルギー	
アスパラとえびの カルボナーラ風パスタ	47.7g	483kcal	▶P.114
ひじきのサラダ	3.7g	29kcal	▶P.94
	51.4g	512kcal	

comment
パスタはめんを少なめに、野菜や肉、魚介などの具がたっぷり入れます。野菜を一品加えてバランスを。

朝食

	糖質	エネルギー	
ミニロールパン 1個（30g）	14.0g	95kcal	
紅茶（180ml）	0.2g	2kcal	
ツナとハムの グリーンサラダ	4.1g	153kcal	▶P.93
	18.3g	250kcal	

comment
朝のサラダは生野菜だけでなく、たんぱく質を加えてバランスを。ドレッシングの糖質にも気をつけて。

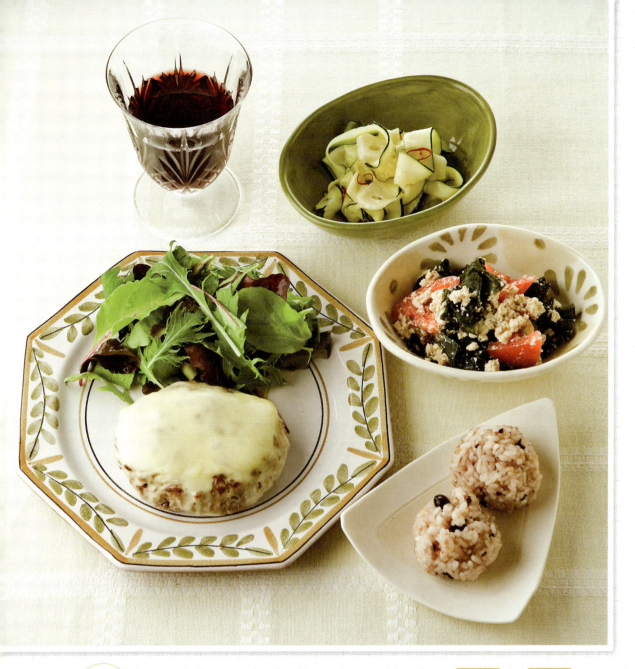

夕食

主食を控えればお酒も楽しめます。品数豊富に、食材や味つけの風味で変化をつけて。

	糖質	エネルギー	
雑穀のミニおにぎり 2個（80g）	27.3g	132kcal	
きざみきのこのチーズハンバーグ	2.8g	232kcal	▶ P.59
ズッキーニのペペロンチーノ風	2.4g	42kcal	▶ P.94
わかめとトマトの簡単白和え	2.8g	70kcal	▶ P.83
赤ワイン（100g）	1.5g	73kcal	
	36.8g	**549kcal**	

夜、外食をするときのコツ

主菜をしっかり選んで多品目の料理をバランスよく

夜の外食は、単品メニューを選べるので、糖質オフは簡単です。糖質の少ない肉や魚をたっぷりと。野菜や海藻のメニューも加えましょう。糖質の多いものは数人で分け合い適量に。和食のお店でごはんがついているときは、軽く茶わん1杯くらいなら食べられます。アルコールを飲む人は、アルコールの糖質に気をつけて、遅い時間にシメのごはんやめんを食べるのは止めましょう。

寿司

寿司以外の魚料理も味わう

寿司のごはんは、甘い寿司酢の糖質が高く、6カンでごはん一杯分の50gくらいになります。つまみの刺身盛り合わせ、焼き魚、酢のものなどを食べてから、にぎり寿司を最後に少量を食べるのがベスト。

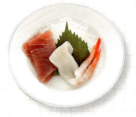

焼き肉

塩かレモンでさっぱりと食べる

肉は100g食べても糖質は1g以下ですが、たれの糖質が高いので塩やレモンでシンプルに食べて。脂質のとり過ぎに注意して、サイドメニューに野菜サラダや卵のスープを。クッパやビビンパなどのごはんが入ったものは数人でシェアして。

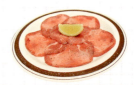

居酒屋

低糖質なメニュー満載
上手に組み合わせて

刺身やから揚げ、ステーキ、冷や奴やおひたし、酢のものなど低糖質なメニューがたくさん。ポテトサラダ、ポテトフライ、きんぴらごぼう、煮魚は糖質高めなので要注意。串揚げは焼きとりより衣の分だけ糖質が高く、ソースでさらに高くなるので注意が必要です。

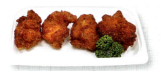

焼きとり

たれより塩
野菜もいっしょに

脂質も少なく、カロリー低めでヘルシー。つくねは少し糖質高めですが、塩味なら1本1g以下、たれも1本1～3g。たれより塩がおすすめです。野菜の焼きものもいっしょにとり、栄養バランスをとりましょう。

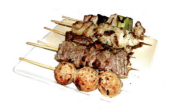

ほかにも

どんな料理もいろいろ
選んで楽しもう

鍋料理は肉や野菜もたっぷり食べられ、満足度の高いメニュー。シメのごはんやめんはパスするか控えめに。イタリアンでは肉や魚料理や野菜のシンプル調理がおすすめ。パン＋パスタなど、炭水化物の組み合わせにならないようにします。

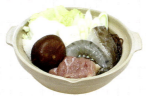

中華料理

全般的に糖質高め
上手に選んで大勢でシェア

酢豚などのとろみのある料理や餃子、焼売、チャーハン、焼きそばなどは糖質高め。前菜の肉や野菜、塩炒めや香辛料がきいた炒めものなどを多めに選びましょう。糖質高めのものは大勢でシェアして少しずつ食べましょう。

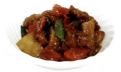

ときどき実践！糖質カット献立 ❶

肉、魚、卵などのたんぱく質をしっかりとり入れた満腹感のある食事にして、
短期間だけ実践します。間食で糖質のあるものをとらないことも大切。

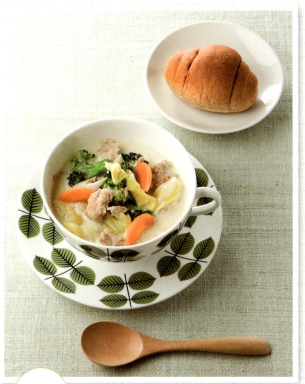

昼食

	糖質	エネルギー	
ブランパン 1個（33g）	16.4g	102kcal	
鶏ひき肉とたっぷり野菜の豆乳スープ	7.7g	237kcal	▶P.106
	24.1g	339kcal	

comment
具だくさんスープとパンの手軽なメニュー。市販のパンにも糖質オフのものがいろいろでているので活用するのもよいでしょう。

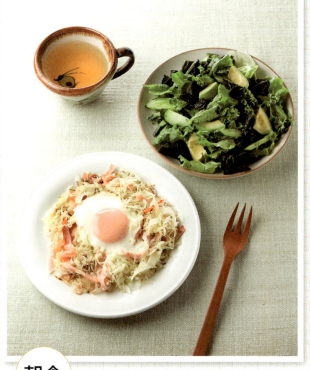

朝食

	糖質	エネルギー	
アボカドとわかめ、グリーンリーフ、パセリのサラダ	3.0g	182kcal	▶P.95
せん切りキャベツの巣ごもり卵	3.6g	183kcal	▶P.80
	6.6g	365kcal	

comment
朝に主食をとらない日もたんぱく質や野菜はしっかりと。卵料理のバリエーションを楽しんで。

46

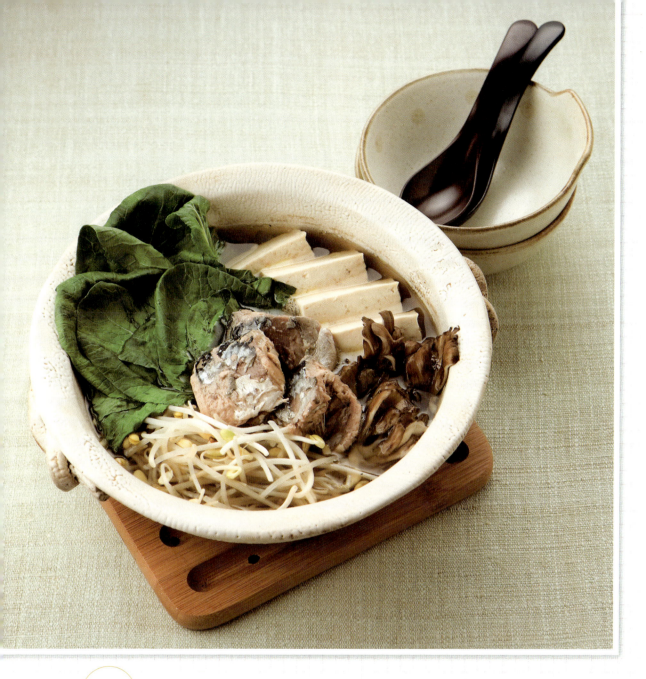

夕食

comment
鍋料理は糖質オフの強い味方！ 野菜や肉、魚、豆腐などがたっぷり。ごはん（100g）を食べても1食糖質40gです。

	糖質	エネルギー	
さばの水煮缶しょうが鍋	3.7g	501kcal	▶ P.69

3.7g　501kcal

ときどき実践! 糖質カット献立 ❷

野菜やたんぱく質を積極的にとり、少なくとも1日に1回は主食をとりましょう。
夜の主食をとらないときは脂質や塩分が多くならないように気をつけて。

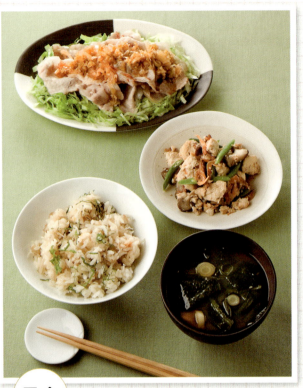

昼食

	糖質	エネルギー	
もやしとしらすの炊き込みごはん	29.7g	155kcal	▶P.115
みそ汁（わかめとねぎ）	2.6g	26kcal	
焼きしゃぶねぎだれ	2.6g	210kcal	▶P.59
桜えびとしいたけ、いんげんの炒り豆腐	4.1g	96kcal	▶P.83
	39.0g	487kcal	

comment
炊きこみごはんや混ぜごはんは具をたくさん入れてかさを増して糖質オフできるのでおすすめ。

朝食

	糖質	エネルギー	
コーヒー（180ml）	1.3g	7kcal	
温野菜とゆで卵のチーズグリル	3.2g	247kcal	▶P.95
	4.5g	254kcal	

comment
朝は温野菜と卵、チーズで糖質オフ。ゆで野菜を冷蔵庫にストックしておくと慌ただしい朝にも手軽に調理できます。

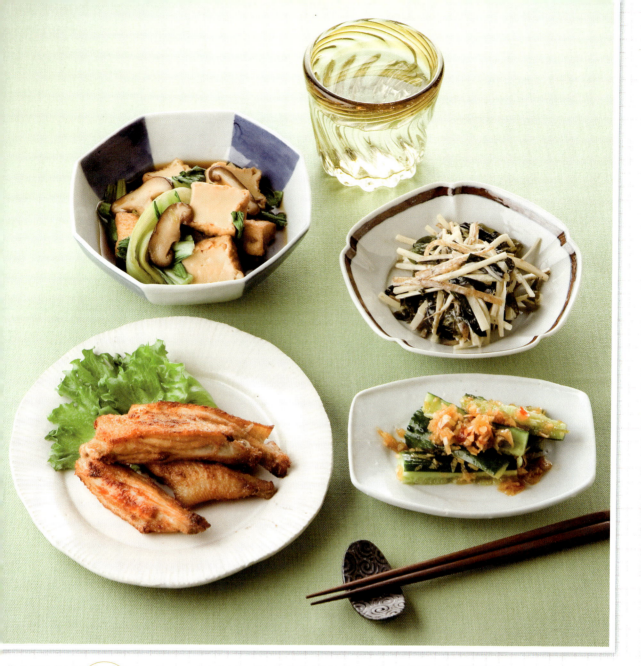

夕食

comment
副菜のバリエーションを広げると主食がなくても満足感がアップ。味の濃いものだけでなく薄味のおかずも加えて。

	糖質	エネルギー	
焼酎お湯割り（60g）	0.0g	88kcal	
鶏手羽中の塩麹から揚げ	3.4g	271kcal	▶P.60
厚揚げとしいたけ、チンゲン菜のオイスターソース煮	2.5g	132kcal	▶P.85
わかめとごぼうのサラダ	4.1g	70kcal	▶P.96
たたききゅうりの中華風	1.7g	18kcal	▶P.96
	11.7g	**579kcal**	

アルコールをとるなら

少量のアルコールは飲んでも大丈夫

お酒は、糖質のあるビールやワインなどでも適量を飲むなら問題はありません。蒸留酒のウイスキー、ウオッカ、焼酎は糖質がほぼゼロですが、アルコール度数が高いので注意。飲み過ぎは肝臓に負担をかけます。飲み過ぎると脱水症状がおきて、血中濃度が上がるので、お酒といっしょに水分を充分にとることが大切。適度に休肝日を設けましょう。

適量を楽しむならOK！

少量の飲酒は善玉コレステロールを増やしインスリンの分泌を促すなどの効果があるといわれています。適量を上手にとって。

1日の目安量は…
ビール　500ml
ワイン　グラス1杯
日本酒　おちょうし1本

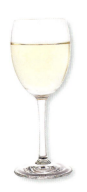

白ワイン 100g
73kcal
糖質 **2.0g**

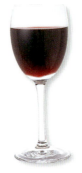

赤ワイン 100g
73kcal
糖質 **1.5g**

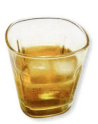

ウィスキー 60g
142kcal
糖質 **0.0g**

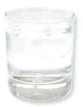

焼酎 60g
88kcal
糖質 **0.0g**

カクテルや甘いお酒は控えめに

果実系のシロップが入っていたり、ジュースや果汁で割るサワーやカクテルなどの甘いお酒は糖質が多く、急激に血糖値を上げるので避けましょう。割るなら水割り、お湯割り、ウーロン茶や甘くない炭酸水で。糖質ゼロ、糖質オフのお酒も上手に活用しましょう。

たんぱく質のつまみといっしょに

お酒を飲むときはアルコールを分解するたんぱく質のつまみをいっしょにとるとよいでしょう。チーズやナッツ類などは低糖質でおすすめです。アルコールは食欲を増進するので、揚げものや脂質の多いものは食べ過ぎないように。

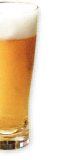

ビール 500g
200kcal
糖質 15.5g

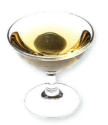

梅酒 60g
94kcal
糖質 12.4g

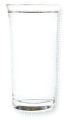

日本酒 180g
193kcal
糖質 8.1g

おやつ・間食をとるなら

昼と夜の間の間食は上手に使う

昼と夕食のあいだの長い空腹を避けるために、軽いおやつは糖質オフの強い味方。3食を4回に分けて食べてもいいでしょう。夕食が遅くなるときは、間食としておにぎりなどの主食を食べておいて、夕食はおかずのみにします。

ビタミン豊富な果物は適量に

ビタミン、ミネラルを含む果物は少量をおやつにとるのはよいでしょう。果物の甘みは吸収されやすい果糖なので、糖質の低いものを選び、食べ過ぎないように適量をとりましょう。

人工の甘みを使うときは？

人工甘味料を多用すると、甘みに慣れてしまってさらに甘いものが欲しくなり、結局肥満を誘うことに。糖質オフには砂糖をとるより有効ですが、カロリー過多も心配なので、どうしても甘いものが欲しいときだけに。

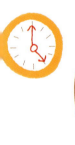
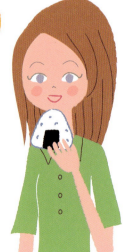
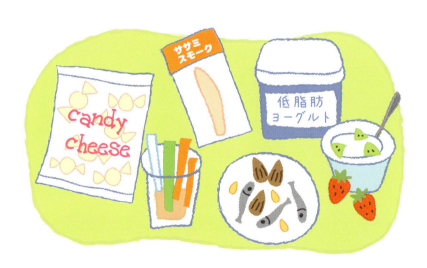

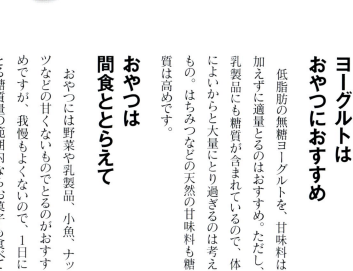

ヨーグルトはおやつにおすすめ

低脂肪の無糖ヨーグルトを、甘味料は加えずに適量とるのはおすすめ。ただし、乳製品にも糖質が含まれているので、体によいからと大量にとり過ぎるのは考えもの。はちみつなどの天然の甘味料も糖質は高めです。

おやつは間食ととらえて

おやつには野菜や乳製品、小魚、ナッツなどの甘くないものでとるのがおすすめですが、我慢もよくないので、1日にとる糖質量の範囲内ならお菓子も食べてOK。低糖質のもの選んで食べ過ぎないようにしましょう。

意外と高糖質！甘い飲みものに注意

炭酸飲料や果物ジュースなどの甘い飲みものには、思った以上に多くの糖質が。1本で50gも含まれているものもありますが、冷やすと甘さを感じずに多量にとり過ぎてしまいます。健康によさそうなスポーツドリンクや豆乳も飲み過ぎはNG。

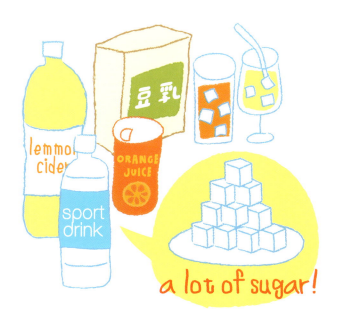

主食1食あたりの糖質量

主食1食あたりの糖質量を紹介。どれも糖質量が多めなので、
量や食べ方、3食の糖質量のバランスを考えて上手にとりましょう。

ラーメン
中華めん（ゆで）230g

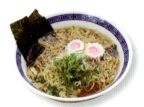

69.7g

ロールパン
1個 30g

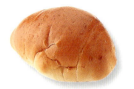

14.0g

ごはん
茶わん1杯150g

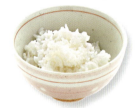

55.3g

パスタ
スパゲティ（ゆで）250g

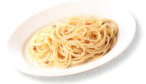

67.8g

うどん
うどん（ゆで）250g

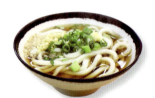

58.5g

玄米ごはん
茶わん1杯150g

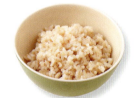

51.3g

お好み焼き
小麦粉 50g

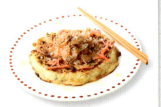

48.0g

そば
そば（ゆで）170g

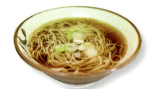

47.3g

食パン
6枚切り 1枚60g

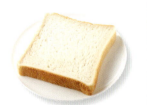

26.6g

つくってみたい
糖質オフの
やせレシピ

いつもの料理を糖質オフする工夫が満載！
手軽に作れる簡単レシピでおかずを増やして
主食を減らす糖質オフにチャレンジ!!

肉の料理

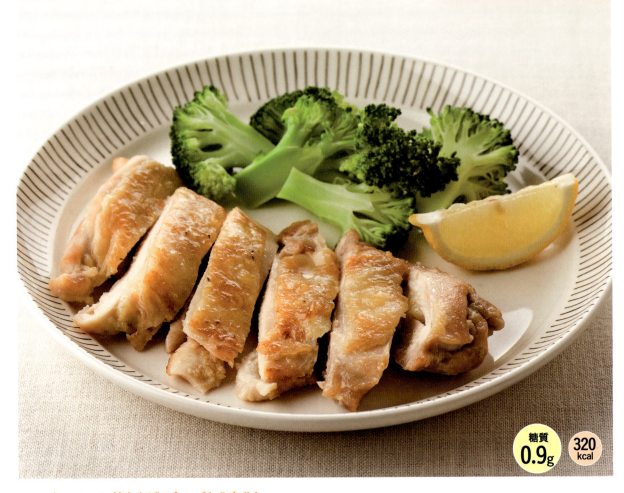

糖質 0.9g　320kcal

ジューシーに焼き上げて食べごたえ充分！
チキンソテー

材料（2人分）

鶏もも肉……大1枚（300g）
下味　┌ 塩……小さじ1/4
　　　│ しょうゆ……小さじ1
　　　└ しょうが（すりおろし）……大さじ1
ブロッコリー……小1/2個（100g）
カットレモン……適宜

1. 鶏肉は余分な脂を取り除き、厚みが均等になるように包丁を入れて開き、下味を加えてよくもみ込む。ブロッコリーは小房に分けてゆでておく。
2. フライパンに油を敷かずに弱めの中火にかけ、鶏肉の皮を下にして入れフライ返しでおさえながら焼く。皮の色が変わったら中火にして皮がカリッと焼き色がつくまで焼く。
3. 裏に返してふたをし、弱めの中火で5〜6分焼いて火を通す。食べやすい大きさに切って器に盛り、ブロッコリーとレモンを添える。

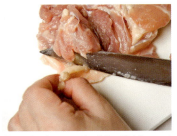

鶏肉は皮と肉のあいだの黄色い脂を包丁でそぐように取り除いて余分な脂質をオフ。

Point
下味をしっかりもみ込むことで肉の繊維がやわらかくなり、水分が出ずにおいしい仕上がりに。

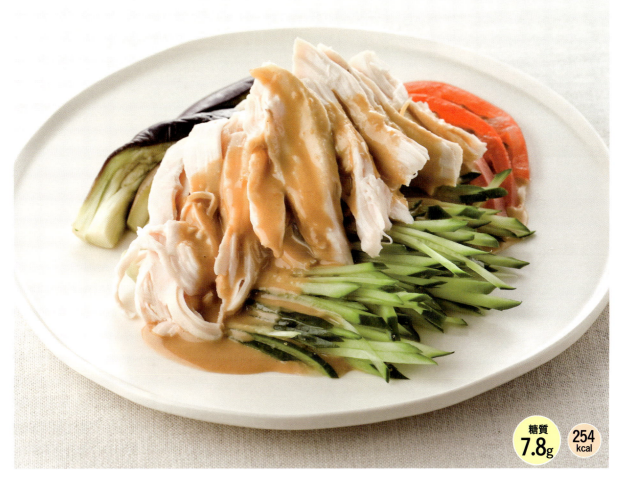

糖質 7.8g　254kcal

皮つきでゆでてしっとり仕上げる中華おかずの定番
バンバンジー

材料（2人分）

鶏むね肉……1枚（220g）
　塩……少々
長ねぎ・しょうがの皮……適宜
酒……大さじ1
きゅうり……1本（100g）
トマト……1/2個（80g）
なす……2本（120g）
〈バンバンジーたれ〉
　白練りごま……大さじ2
　しょうゆ……大さじ1
　砂糖、酢……各小さじ1
　ラー油……小さじ1/4～1/2
　にんにく（すりおろし）……小さじ1/2

1. きゅうりは斜め薄切りにしてから細切りにする。トマトは薄い半月切りにする。なすはへたを落としてラップで1個ずつ包み、レンジで2分加熱し、縦に食べやすい大きさにさく。
2. 鶏肉に塩をよくもみ込み、鍋に入れて水をかぶるくらいまで注ぎ、長ねぎ、しょうが、酒を入れて中火にかける。煮立ったら弱火にしてふたをし、5～6分ゆでて火を止め、そのまま冷ます。
3. たれの材料をなめらかになるように混ぜ、2のゆで汁を大さじ1ほど加えて混ぜる。
4. 器にきゅうり、トマト、なすを盛り合わせ、2の鶏肉の皮を取り除き、手で大きめにさいてのせ、3のたれをかける。

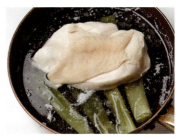

皮をつけたまま火にかけることで旨みも抜けずにしっとりとした味わいに仕上がります。

Point
鶏むね肉は脂質も少なく低糖質なヘルシー素材。サラダ感覚で野菜といっしょにたっぷり食べられます。

肉 の料理

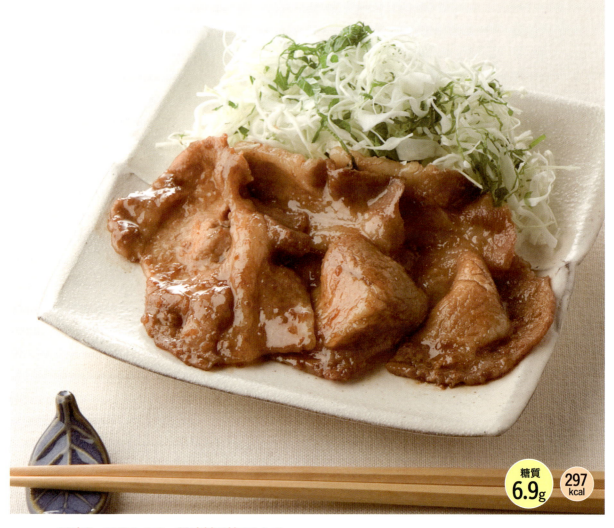

糖質 6.9g / 297kcal

下味をつけ込むので、調味料が控えられる

豚のしょうが焼き

材料（2人分）

豚ロース薄切り肉（しょうが焼き用）……6枚（180g）
A ┌ しょうが（すりおろし）……1/2かけ分
　├ しょうゆ……大さじ1強
　└ みりん……大さじ1
サラダ油……小さじ1
キャベツ……2枚（100g）
青じそ……4枚

1. バットにAを入れてよく混ぜ、豚肉を時々上下に返して約10分つけ込む。
2. フライパンにサラダ油を熱し、軽く汁けをきった1の豚肉を並べ入れる。途中1～2回返しながら、中火で両面にこんがりと焼き色がつくまで焼き、つけ汁を加えて全体にからめながら焼く。
3. キャベツと青じそをせん切りにして混ぜ、器に盛り、2をのせる。

Point
みりんは糖質が多いので、控えめに。つけ合わせに野菜をたっぷりと添えて。

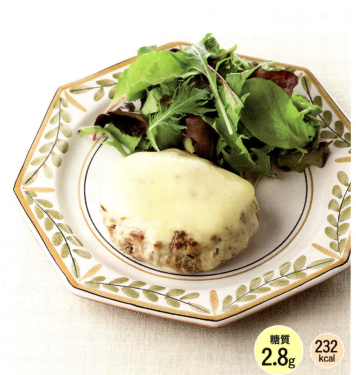

きのことおからを混ぜてボリュームアップ！
きざみきのこのチーズハンバーグ

材料（2人分）

牛赤身ひき肉……140g	スライスチーズ
玉ねぎ……1/4個（40g）	……1枚（20g）
しいたけ……4枚（60g）	塩・こしょう……少々
まいたけ…1/2パック（50g）	オリーブ油…大さじ1/2
溶き卵……1/2個	ベビーリーフ
おから……大さじ3（30g）	……大1パック（30g）

1. 玉ねぎはみじん切り、しいたけとまいたけは粗くきざんで耐熱皿に入れ、ラップをふんわりとかけて電子レンジで1分30秒加熱して粗熱を取る。溶き卵とおからを混ぜておく。
2. ボウルにひき肉を入れて塩、こしょうを加えよく練り混ぜ、粘りが出たら1をすべて加えて全体がなじむまでしっかりと混ぜる。2等分して小判形に丸める。
3. フライパンにオリーブ油を中火で熱し、2を入れて2分ほど焼き、焼き色がついたら裏に返して弱火にしてふたをする。5分ほど蒸し焼きにして中まで火を通したら、半分に切ったチーズをのせてふたをし、1分ほど蒸らす。チーズが溶けたら器に盛り、ベビーリーフを添える。

糖質 2.8g　232kcal

みょうがとレモン風味のねぎだれがポイント
焼きしゃぶねぎだれ

材料（2人分）

豚ロース肉（しゃぶしゃぶ用）……120g
〈ねぎだれ〉
- 長ねぎ……1/3本（20g）
- みょうが……1個
- レモン汁……小さじ2
- 鶏ガラスープの素……小さじ1
- ごま油……小さじ2
- しょうゆ……小さじ1/3

レタス（せん切り）……5枚

1. ねぎだれの長ねぎとみょうがをみじん切りにし、残りの材料を混ぜておく。
2. フッ素樹脂加工のフライパンに豚肉を広げて並べ、ごく弱火で脂を出すようにして焼き、焼き色がついたら取り出す。
3. 器にレタスを盛り、その上に2の肉をのせて1のたれをかける。

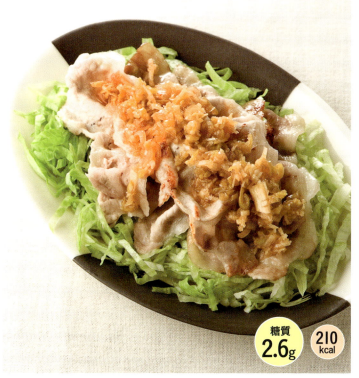

糖質 2.6g　210kcal

肉 の料理

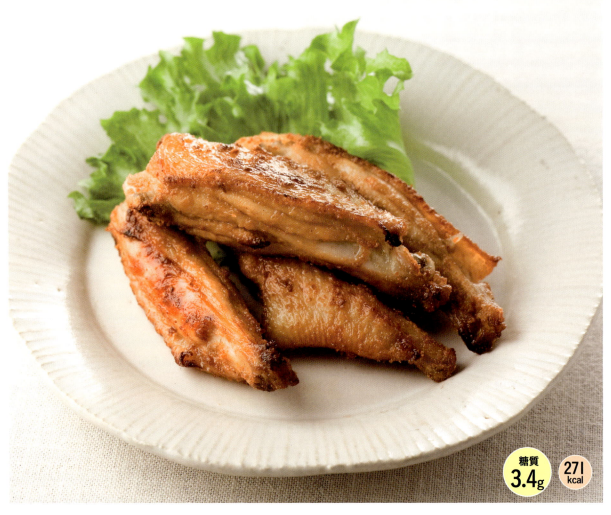

糖質 3.4g　271kcal

小麦粉の代わりに低糖質なきな粉をまぶして
鶏手羽中の塩麹から揚げ

材料（2人分）
鶏手羽中……8本
下味
　┌ 塩麹……小さじ2
　│ にんにく（すりおろし）
　│ 　　　　……小さじ1
　└ 塩・こしょう……少々
きな粉……大さじ2
揚げ油……適量
レタス……適宜

1 鶏手羽中は骨にそって切り込みを入れて開き、下味をよくもみ込んで10～20分ほど漬けておく。
2 ペーパータオルで肉の汁けを軽くふき、きな粉を薄くまぶしつけ、160～170℃の少し低めに熱した揚げ油に入れて、菜箸で返しながら7～8分ゆっくり揚げる。油をきって器に盛り、レタスを添える。

Point
しょうゆや、糖質の多いみりんを使わずに塩麹で味つけ。骨付き肉はボリューム感があるので食べごたえがあります。

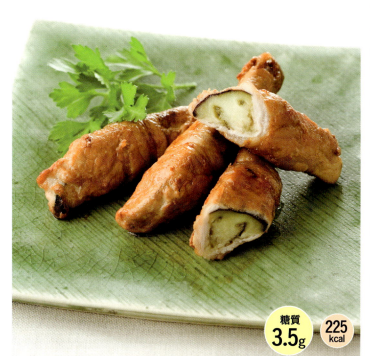

バターの風味がしょうゆと合う野菜巻き
なすの豚巻きバターしょうゆソテー

材料（2人分）
豚ロース肉（しゃぶしゃぶ用）……140g
なす……大1本（80g）
塩・こしょう……少々
バター……5g
しょうゆ……大さじ1
みりん……小さじ1
イタリアンパセリ……適宜

1 なすはへたを落として縦6等分に切り、豚肉2枚をくるくると巻きつけ、塩、こしょうをふる。
2 フライパンにバターを中火で熱し、バターが溶けたら1の巻き終わりを下にして並べ入れ、時々転がしながら焼く。
3 しょうゆ、みりんを加えて照りが出るまで焼きからめたら、器に盛り、イタリアンパセリを添える。

糖質 3.5g　225kcal

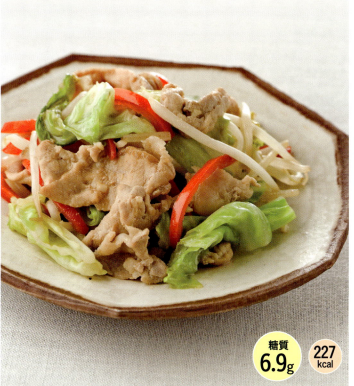

エスニック風味で野菜がたくさんとれる
タイ風肉野菜炒め

材料（2人分）
豚もも薄切り肉……160g
（下味）
　酒・オイスターソース……各小さじ1/2
キャベツ……2枚（120g）
赤パプリカ……1/4個（40g）
もやし……小1/2袋（100g）
にんにく（みじん切り）……1かけ分
A ┌ 酒……大さじ1
　├ 鶏ガラスープの素……小さじ1/2
　├ オイスターソース……大さじ1/2
　└ ナンプラー……小さじ1
サラダ油……大さじ1/2

1 豚肉はひと口大に切り、下味をもみ込む。Aを混ぜておく。
2 キャベツはひと口大のざく切り、パプリカは細切りにする。
3 フライパンにサラダ油、にんにくを入れて中火で豚肉を炒める。肉の色が変わったら、キャベツとパプリカを加えてさっと混ぜ、ふたをして1〜2分蒸らし炒める。
4 もやしを加えて混ぜ合わせたら、Aを加えて強火にして野菜に火が通るまで手早く炒め合わせる。

糖質 6.9g　227kcal

肉 の料理

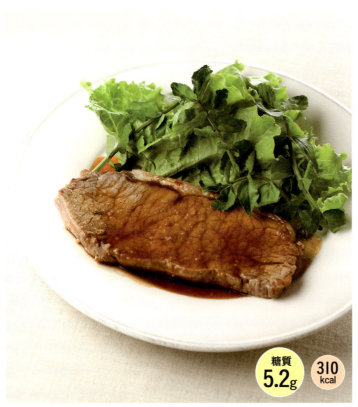

定番ステーキもわさびのソースで変化をつけて
牛ステーキのわさびソース

材料（2人分）

牛ももまたはランプ肉（ステーキ用）……2枚（240g）
　塩……少々
オリーブ油……小さじ1
A ┌ 練りわさび……小さじ1強
　├ しょうゆ・酒……各大さじ1
　└ みりん……大さじ1/2
グリーンリーフ……2枚（40g）
クレソン……4〜5本（50g）

1 牛肉は筋を切って塩をふり、そのまま室温に15〜20分置いておく。グリーンリーフは小さめにちぎり、クレソンは葉先を摘み取って水にはなし、パリッとしたらざるにあげて水気をきる。

2 フライパンにオリーブ油を強火で熱し、牛肉を入れて2分ほど焼く。焼き色がついたら裏に返して1分ほど焼き、火を止めてふたをしてそのまま5〜7分蒸らす。肉を器に盛り、つけ合わせの野菜を添える。

3 2のフライパンにAのわさび以外の材料を入れて火にかけ、ふつふつと煮立ってきたら火を止めて、わさびを加えて混ぜ、肉にかける。

糖質 5.2g　310kcal

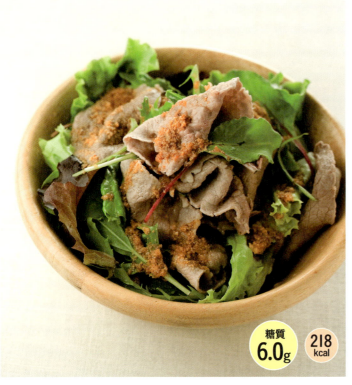

野菜の上に、肉をたっぷりトッピング
牛しゃぶサラダ

材料（2人分）

牛もも肉（しゃぶしゃぶ用）……160g
サニーレタス……3枚（60g）
玉ねぎ…1/4個（40g）
ベビーリーフ……大1パック（40g）
A ┌ しょうゆ……大さじ1½
　├ 酢……大さじ1
　├ 豆板醤……小さじ1/2
　├ ごま油・砂糖・しょうが（すりおろし）
　│　　　　……各小さじ1
　└ すり白ごま……大さじ1

1 サニーレタスはひと口大にちぎり、玉ねぎは薄切りにする。Aの材料を混ぜておく。

2 鍋に湯を沸かし、水を1/4カップほど加えて温度を80℃くらいに下げる。牛肉を1枚ずつ広げて加え、色が変わるまでゆでてバットなどに取り、水気をきる。

3 1と2、ベビーリーフを器に盛り合わせ、Aをかける。

糖質 6.0g　218kcal

62

赤身肉を細切りにして野菜もたっぷりと
青椒肉絲

材料（2人分）
牛赤身薄切り肉……140g
下味┌酒・片栗粉……各小さじ1
　　└しょうゆ……小さじ1/2
ピーマン……3個（120g）
エリンギ……2本（120g）
　┌しょうゆ……小さじ1
　│酒・オイスターソース……各大さじ1
A│砂糖……小さじ1/2
　│水……大さじ2
　└片栗粉……小さじ1
ごま油……大さじ1/2

1 牛肉は細切りにして下味をもみ込む。ピーマンは縦に細切りにし、エリンギは長さを半分に切ってから細切りにする。Aの材料を混ぜておく。

2 フライパンにごま油を中火で熱して牛肉を炒め、肉の色が変わったら、エリンギ、ピーマンの順に加え、全体がしんなりするまで炒める。

3 Aの材料をもう一度よく混ぜながら加えて、味をからめながら炒め合わせる。

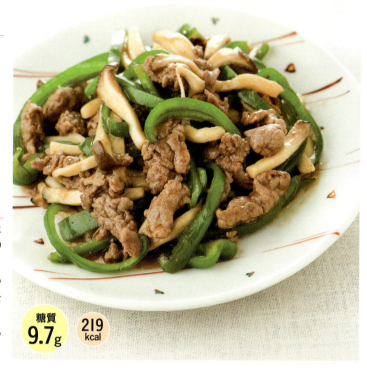

糖質 9.7g　219kcal

ヒレ肉をルウを使わないカレー風味で
豚ヒレ肉ときのこ、ほうれん草のカレークリーム煮

材料（2人分）
豚ヒレ肉……200g　　　　カレー粉……小さじ2
下味┌塩・こしょう…少々　水……1/2カップ
　　└カレー粉…小さじ1/2　コンソメスープの素
ほうれん草……1/2束（120g）・しょうゆ……各小さじ1
しいたけ……2枚　　　　牛乳……1/2カップ
オリーブ油……大さじ1/2　塩・こしょう……少々
白ワイン……大さじ1

1 豚肉は1.5cm幅のそぎ切りにしてから、包丁の背でたたき、下味を全体にまぶしつける。ほうれん草は2〜3cm長さに切り、しいたけは軸を取り薄切りにする。

2 フライパンにオリーブ油を熱し、豚肉を入れて両面に焼き色がつくまで焼いたら、白ワインをふり入れてアルコールを飛ばす。肉を端に寄せて、カレー粉としいたけを加えてなじむ程度に炒め合わせる。

3 分量の水を入れ、コンソメ、しょうゆを加えてふたをして7〜8分蒸し煮にする。ほうれん草を加えてひと煮し、牛乳を加えて温め、塩、こしょうで味を調える。

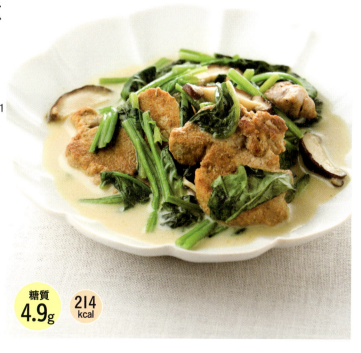

糖質 4.9g　214kcal

肉 の 料 理

さっぱりゆずこしょうの風味が絶妙
豚肉とかぶ、わかめのゆずこしょう煮

材料（2人分）
豚ロース肉（しゃぶしゃぶ用）……140g
かぶ……小2個（160g）
わかめ（塩蔵）……60g
A ┌ 鶏ガラスープの素……小さじ1/2
　 │ 塩……小さじ1/4
　 │ ゆずこしょう……小さじ1
　 └ 水……1カップ

1. かぶは茎を少し残して4～6等分に切る。わかめはよく洗って水につけて戻し、食べやすい大きさに切る。
2. 鍋にAの材料を入れて強火にかけ、煮立ったらかぶを加える。再度煮立ったら、中火にしてかぶを端に寄せ、豚肉を1枚ずつ広げながら加えて煮る。
3. 豚肉の色が変わり、かぶがやわらかくなったらわかめを加え、ひと煮立ちさせて火を止める。

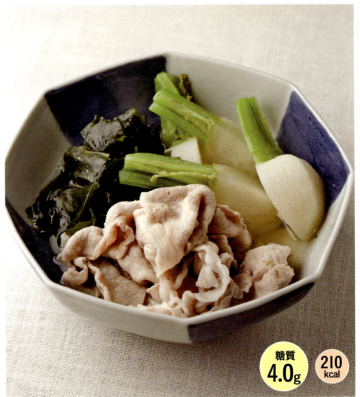

糖質 4.0g　210kcal

味つきだからソースいらず
ハーブ揚げミートボール

材料（2人分）
豚赤身ひき肉……180g
玉ねぎ（すりおろし）……大さじ1
パセリ（みじん切り）……大さじ1
ローズマリーまたはオレガノ（みじん切り）……小さじ1
パルメザンチーズ……大さじ2
塩……小さじ1/3
揚げ油……適量
トマト（薄切り）……小1/2個（60g）
レタス……2枚

1. ボウルに豚ひき肉と塩を入れて粘りが出るまでよく混ぜる。玉ねぎ、パセリ、ローズマリー（またはオレガノ）、パルメザンチーズを加えてさらに混ぜて8～10等分にして丸める。
2. 揚げ油を170～180℃に熱し、1を入れて約4～5分きつね色になって、カリッとするまで揚げて取り出し、油をきる。
3. 器に2を盛り、トマト、レタスを添える。

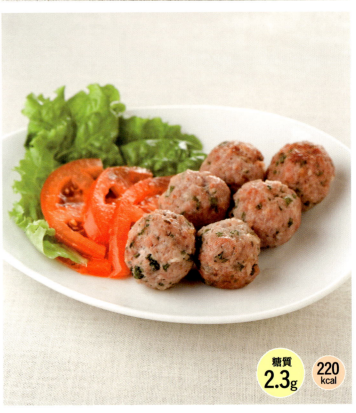

糖質 2.3g　220kcal

64

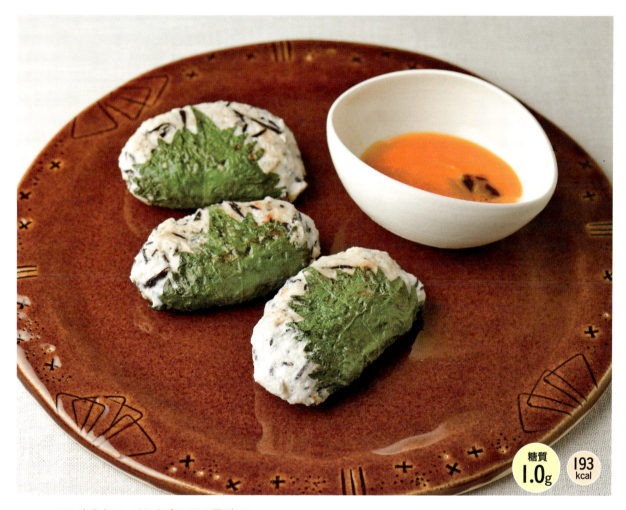

ひじき入りのつくねを青じその風味で
しそ巻きひじきつくね焼き

材料（2人分）

鶏むねひき肉……220g
ひじき（乾）……8g
卵……1個
しょうが（すりおろし）……小さじ1
塩……小さじ1/3
ごま油……大さじ1/2
青じそ……6枚
しょうゆ……小さじ1

1 ひじきはたっぷりの水に15〜20分ほどつけて戻し、水気をしっかりきる。卵は卵黄と卵白に分けておく。
2 鶏ひき肉に塩を入れてよく練り混ぜ、粘りが出たらひじきと卵白、しょうがを加えて混ぜ、6〜8等分の小判形に丸め、青じそで巻く。
3 フライパンにごま油を中火で熱し、2を並べ入れて2〜3分焼く。焼き色がついたら裏に返し、ふたをして弱火で5〜6分蒸し焼きにする。器に盛り、1の卵黄にしょうゆをたらして添える。

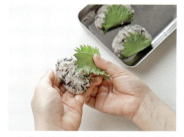

つなぎは卵白を使って小判型にまとめ、青じそをくるりと巻きます。

Point
ごま油と青じその風味でこんがり焼くのでしょうゆは少しだけ。卵黄をつけていただきます。

肉 の 料 理

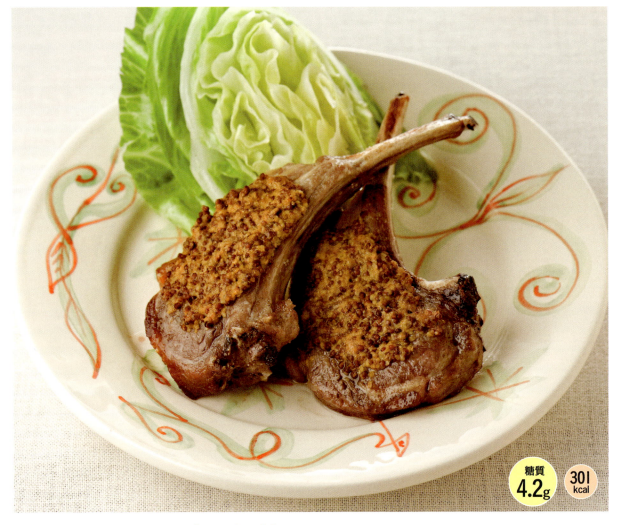

糖質 4.2g　301 kcal

やわらかいラム肉はスパイスをきかせて
ラムチョップのマスタードスパイスグリル

材料（2人分）

ラムチョップ……4本
下味 ┌ 塩・こしょう……少々
　　 └ オリーブ油……小さじ1
粒マスタード……大さじ2
クミンパウダー……小さじ1/2
カレー粉……小さじ1/4
レタス……1/4個

1 ラムは室温に戻し（調理する30分くらい前に冷蔵庫から出しておくとよい）、塩、こしょうをもみ込み、オリーブ油を全体に薄く塗り広げ、さらにもみ込む。

2 粒マスタード、クミンパウダー、カレー粉を混ぜ、1のラムの片面に塗り広げる。

3 魚焼きグリルに並べ入れ、火が通るまで10〜15分中火で焼く。（片面焼きの場合は、片面を3〜4分焼き、一度取り出してから2を塗り再度5分焼く）器に盛り、くし形に切ったレタスを添える。

Point
ラム肉に含まれるL-カルニチンが脂肪燃焼を助けます。スパイスをきかせれば臭みもほとんど感じません。

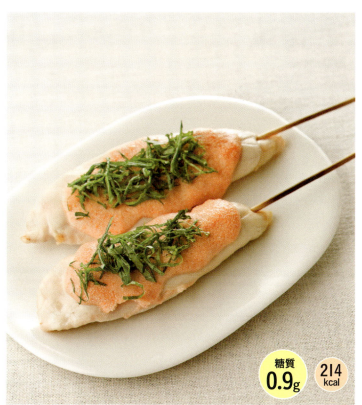

低糖質なマヨネーズと明太子を使って
鶏ささみの明太マヨ焼き

材料（2人分）

鶏ささみ……4本（200g）
　塩……少々
辛子明太子……1/2腹（40g）
マヨネーズ……大さじ2
酒……小さじ1
青じそ（せん切り）……4枚

1 鶏ささみは筋を取り、1本ずつ串に刺し、塩を軽くふる。
2 薄皮を取った辛子明太子、マヨネーズ、酒をよく混ぜ、1の表面に塗り広げる。
3 オーブントースターまたは、魚焼きグリルに2を並べ入れ中火で約10分、途中焦げそうになったらアルミ箔をかぶせて中に火が通るまで焼く。器に盛り、青じそをのせる。

糖質 0.9g　214kcal

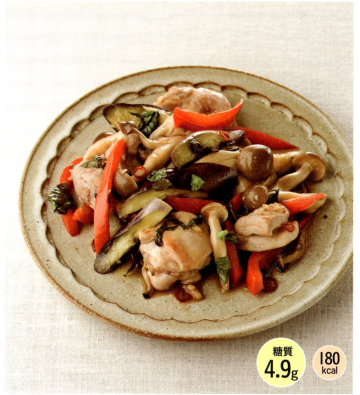

肉炒めは塩こしょう以外のバリエーションも
鶏肉のバジル炒め

材料（2人分）

鶏もも肉（皮なし）……200g
なす……大1本（80g）
しめじ……大1/2パック（60g）
赤パプリカ……小1/2個（60g）
バジル……8〜10枚
にんにく（みじん切り）……1片
赤唐辛子（輪切り）……1本
オリーブ油……大さじ1/2
ナンプラー……小さじ2
オイスターソース……小さじ1

1 鶏肉はひと口大に切る。なすはへたを落としてラップで包み、電子レンジで1分加熱し、縦半分に切ってから斜め1cm幅に切る。しめじは小房に分け、赤パプリカは縦3cm幅に切ってから斜め細切りにし、バジルはちぎる。
2 フライパンにオリーブ油、にんにく、唐辛子を入れて火にかけ、香りがたってきたら鶏肉、なす、しめじを中火で炒め、赤パプリカも加えて炒め合わせる。
3 ナンプラーとオイスターソースを混ぜ、バジルとともに2に加えて、さっと混ぜ合わせて火を止め、器に盛る。

糖質 4.9g　180kcal

魚 の 料 理

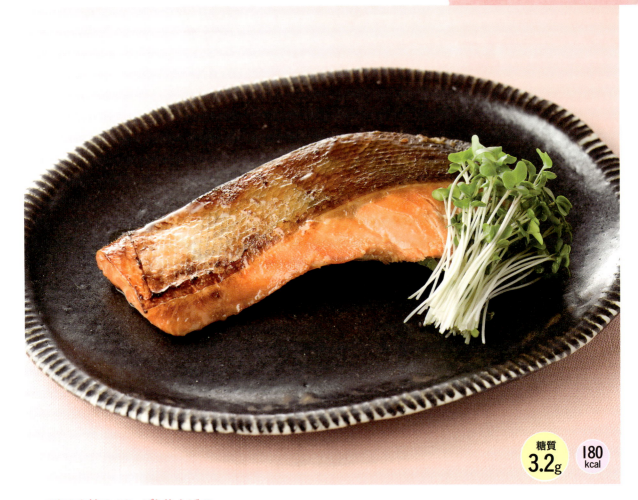

糖質 3.2g　180kcal

みりんを控えてさっぱり仕上げて
さけのあっさり照り焼き

材料（2人分）
生さけ……2切れ（200g）
A ┌ しょうゆ……大さじ1
　├ みりん……大さじ1/2
　└ しょうが（すりおろし）……1かけ分
サラダ油……大さじ1/2
ブロッコリースプラウト……1パック（20g）

1 さけはキッチンペーパーにはさんで余分な水気を取り、Aの材料に10〜20分つけておく。
2 フライパンにサラダ油を熱し、1のさけを並べ入れ、焼き目がついたら裏に返して、1のつけだれを加えて照りが出るまで、フライパンをゆすりながら焼きからめる。
3 器に盛り、スプラウトを添える。

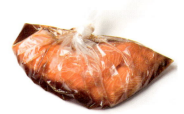

つけだれは調味料を少なめに。ポリ袋などでしっかり味をつけるのがポイント。

照り焼きのたれは少なめの調味料で仕上げます。焦げつかないように火加減には注意して。

68

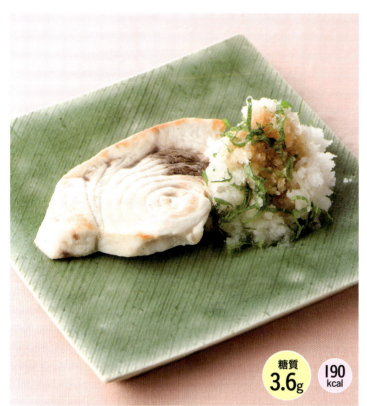

さっと焼いておろしポン酢でさっぱりと
めかじきのおろしポン酢

材料（2人分）
めかじき……2切れ（200g）
大根……100g
ごま油……大さじ1/2
青じそ（せん切り）……4枚
ポン酢しょうゆ……大さじ2
しょうゆ……小さじ1

1 めかじきはキッチンペーパーにはさんで余分な水気を取る。大根はすりおろして軽く水気をきっておく。
2 フライパンにごま油を中火で熱し、1のめかじきを並べ入れて焼き色がついたら裏に返して火を通す。
3 器に2を盛り、大根おろしを添え、ポン酢しょうゆとしょうゆを混ぜてかけ、せん切りにした青じそをのせる。

糖質 3.6g　190kcal

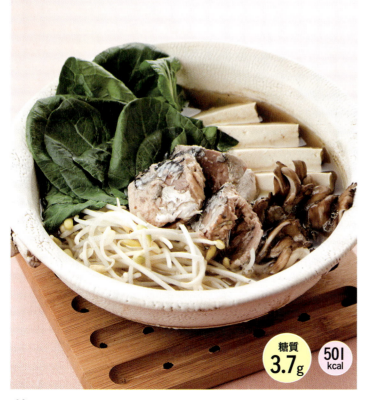

薄味をつけておけば、つけだれいらず
さばの水煮缶しょうが鍋

材料（2人分）
さば水煮缶詰……2缶（380g）
木綿豆腐……大1/2丁（200g）
小松菜……1/2束（120g）
まいたけ……1パック（100g）
大豆もやし……1袋（200g）
しょうが（せん切り）……1かけ分
水……5カップ
酒……大さじ1
塩……小さじ2/3
ゆずこしょう……大さじ1/2

1 豆腐は4等分に切る。小松菜は3〜4cm長さに切り、茎と葉に分けておく。まいたけは小房にほぐす。
2 鍋に水と酒を入れて煮立ったら、さば缶を缶汁ごと加え、小松菜の茎とまいたけ、もやし、豆腐を加え、再度煮立ったら、中火にして約5分煮る。
3 塩とゆずこしょうを入れて味を調え、小松菜の葉としょうがを加えひと煮立ちさせる。

糖質 3.7g　501kcal

魚 の 料理

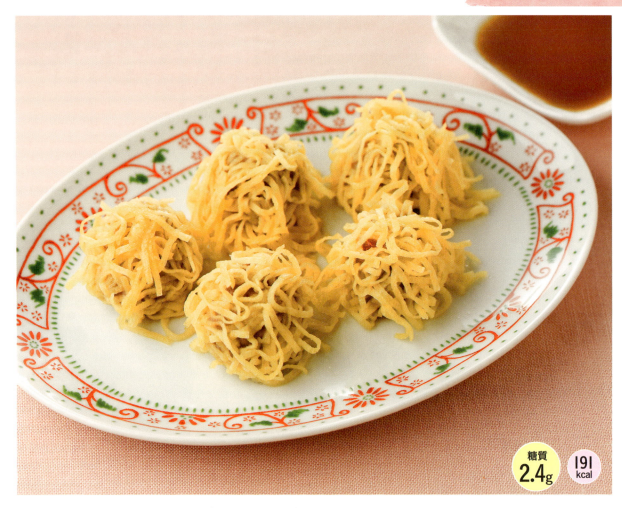

糖質 2.4g　191kcal

焼売の皮の代わりに錦糸卵を使って糖質オフ
えび焼売

材料（2人分）

豚赤身ひき肉……160g
　塩……小さじ1/5
むきえび……60g
下味 ┌ 砂糖……小さじ1/2
　　├ しょうゆ……小さじ1
　　└ こしょう……少々
〈錦糸卵〉※市販の錦糸卵を使ってもよい
　┌ 卵……1個
　├ 砂糖……小さじ1/2
　└ 塩……少々
しょうゆ・練りからし……適量

1 卵は溶きほぐし、砂糖と塩を入れてよく混ぜ、一度こして薄焼きにし、端からせん切りにして錦糸卵を作る。

2 えびは包丁で粗くたたいて、下味を加えよく混ぜておく。ボウルに豚ひき肉と塩を加えて粘りが出るまでよく混ぜ、えびを加えてなじむまでさらによく混ぜる。

3 2をひと口大に丸め、1の錦糸卵を全体に張り付けて軽く握り安定させる。蒸気の立った蒸し器に並べ入れて約13〜15分蒸す。（またはラップをふんわりとかけて電子レンジで約3〜4分加熱する）好みでしょうゆと練りからしを添える。

Point
焼売や餃子は、皮が糖質アップのもと。錦糸卵を使えば見た目も豪華な一品に。

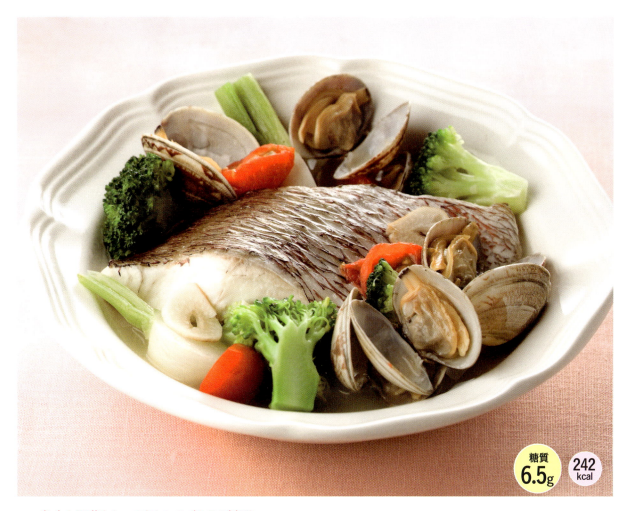

糖質 6.5g　242kcal

魚介も野菜もたっぷりとれるごちそう料理
たいのアクアパッツァ

材料（2人分）
たい（骨付き切り身）……2切れ（200g）
　塩・こしょう……少々
あさり（殻付き）……200g
かぶ……小2個（160g）
ブロッコリー……1/3個（60g）
ミニトマト……4個
にんにく（薄切り）……1かけ分
オリーブ油……大さじ1/2
白ワイン……1/4カップ
塩・こしょう……少々

1. たいはキッチンペーパーにはさんで余分な水気を取り、塩、こしょうをふる。あさりは砂抜きし、殻をこすり合わせて水洗いをする。
2. かぶは茎を少し残して4～6等分に切る。ブロッコリーは小房に分け、ミニトマトはへたをとって半分に切る。
3. フライパンにオリーブ油とにんにくを入れて火にかけ、香りがたったら、たいの皮を上にして並べ入れて軽く焼き、あさりと白ワインを加える。あさりの口が開いてきたら、かぶを加え、かぶる程度の水を注ぎ入れふたをして約3～4分蒸し煮にする。ブロッコリーとミニトマトを加え、やわらかくなったら、塩、こしょうで味を調えて器に盛る。

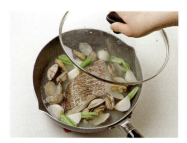

具材を入れたら、かぶるくらいの水を注ぎ、ふたをして蒸し煮にします。

Point
ブイヨンを使わなくても骨付きの魚や、貝からの旨みが野菜にもしみ込みます。大人数料理にも。

魚 の 料理

白身魚を塩と酒、昆布で煮る沖縄料理
かれいのマース煮

材料（2人分）

かれい（切り身）……2切れ（200g）
〈煮汁〉
　水・酒……各1/2カップ
　塩……小さじ1/4
　昆布……5cm角
　赤唐辛子……2本
貝割れ菜……1/3パック（20g）

1 かれいは80℃くらいのお湯にさっとくぐらせて霜降りにする。
2 鍋に煮汁の材料と1のかれいを入れて落しぶたをして強火にかける。
3 7〜8分加熱したら火を止め、余熱で5分おく。器に盛り、貝割れ菜を添える。

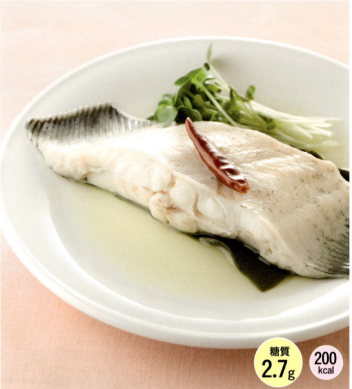

糖質 2.7g　200kcal

刺身用のまぐろをレアに仕上げて
まぐろのステーキ きざみオクラソース

材料（2人分）

まぐろ（赤身）……220g
　塩・こしょう……少々
ごま油……大さじ1/2
みょうが……2個
〈きざみオクラソース〉
　オクラ……8本（80g）
　練りわさび……小さじ1/2
　酢・オリーブ油……各小さじ1
　めんつゆ（3倍濃縮）……大さじ1½

1 オクラはさっとゆでて粗くきざむ。練りわさび、酢、オリーブ油を溶きまぜて、めんつゆとオクラを加え混ぜ合わせる。
2 まぐろはキッチンペーパーにはさんで余分な水気を取り、塩、こしょうをふり、ごま油を熱したフライパンで、表面だけを両面さっと焼く。
3 2のまぐろを食べやすい大きさに切って器に盛り、1をかけて小口切りにしたみょうがを添える。

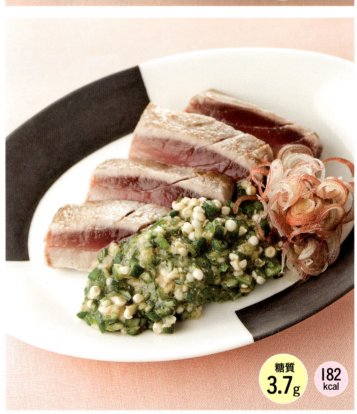

糖質 3.7g　182kcal

72

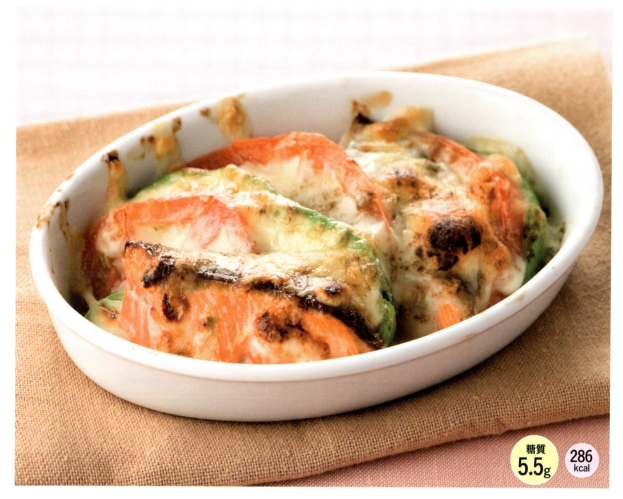

糖質 5.5g / 286 kcal

魚と野菜を合わせてチーズでグリル
アボカドとさけのチーズ焼き

材料（2人分）

生さけ……2切れ（180g）
　塩麹・しょうゆ……各小さじ2
アボカド……1/2個（70g）
トマト……小1個（120g）
ピザ用チーズ……40g
粗びきこしょう……少々

1. さけはキッチンペーパーにはさんで余分な水気をしっかり取り、2〜3等分のそぎ切りにする。ポリ袋などに塩麹、しょうゆといっしょに入れて袋の上から軽くもみ込み、そのまま20分以上つけ込む。
2. アボカドはタネを取ってカワをむき、横5mm幅に切る。トマトは薄い半月切りにする。
3. 耐熱皿に薄く油を塗り、1と2を並べてチーズをのせ、こしょうをふりオーブントースターで約10〜15分、さけに火が通るまで焼く（途中焦げそうならアルミ箔をかける）。

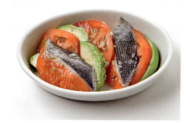

さけは下味をつけてトマトやアボカドと重ね合わせ、味をなじませます。

Point
コクのある食材を上手に使えば余計な調味料を加えなくてもOK。

魚の料理

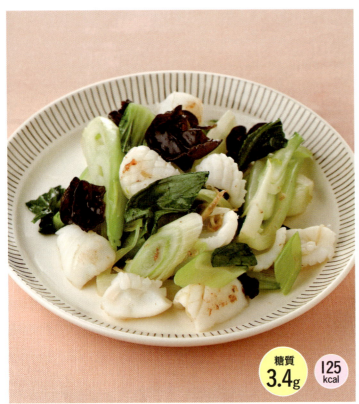

とろみをつけない塩炒めがおすすめ

いかとチンゲン菜、きくらげの中華風塩炒め

材料（2人分）
ロールいか（冷凍）……180g
きくらげ（乾燥）……3g
チンゲン菜……1株（100g）
長ねぎ……1本（60g）
しょうが（せん切り）……1かけ分
ごま油……小さじ2
A ┌ 酒……大さじ1
　├ 鶏ガラスープの素……小さじ1
　└ 塩、こしょう…少々

1 いかはポリ袋に入れてしっかりと口を閉め、流水にあてて解凍し、格子状に切り目を入れて3〜4cm幅に切る。きくらげは水につけて戻し、石づきを取って食べやすい大きさにちぎる。

2 チンゲン菜は葉と茎に分け、茎は6つ割り、葉はざく切りにする。長ねぎは斜め薄切りにする。Aの材料を合わせておく。

3 フライパンにごま油としょうがを入れて中火で熱し、香りがたったら、いかを入れてつやが出るまで炒める。チンゲン菜の茎ときくらげを加えて炒め合わせ、全体に油が回ったら、長ねぎとチンゲン菜の葉を入れてさっと炒め、Aを加えて手早く炒め合わせる。

糖質 3.4g　125kcal

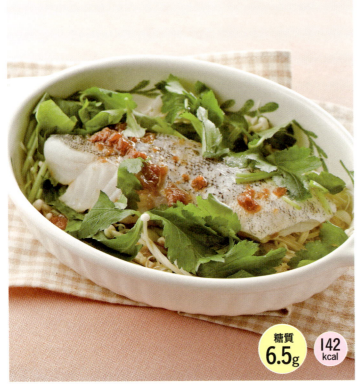

野菜に白身魚をのせて梅の風味でさっぱりと

たらのレンジ蒸し

材料（2人分）
生たら（切り身）……2切れ（200g）
えのきだけ……1/2袋（80g）
キャベツ（せん切り）……150g
三つ葉……1/2束（20g）
A ┌ 梅干し……大1個（15g）
　├ 酒……大さじ1
　├ みりん・ごま油……各小さじ1
　└ しょうゆ……小さじ1/2〜1

1 たらはキッチンペーパーにはさんでしっかりと余分な水気を取る。えのきだけは長さを半分に切ってほぐす。三つ葉は3〜4cm長さに切る。

2 梅干しはタネを取り、包丁でたたいてペースト状にして残りのAの材料と混ぜる。

3 耐熱皿にキャベツとえのきだけを平らにならして敷き、たらを上にのせる。2をまわしかけ、ふんわりとラップをかけて電子レンジで6分加熱する。すぐに取り出して三つ葉をのせ、再びラップをかぶせてそのまま1〜2分蒸らす。

糖質 6.5g　142kcal

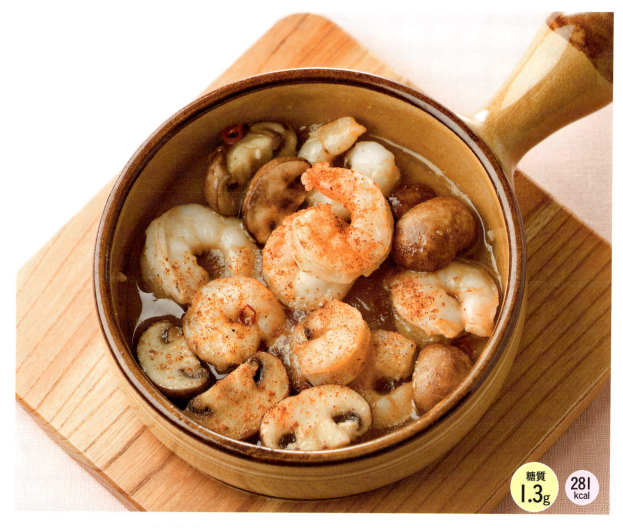

糖質 1.3g　281kcal

にんにくと赤唐辛子でピリ辛のおいしさ

えびときのこのアヒージョ

材料（2人分）

えび（殻付き）……10尾（120g）
マッシュルーム……8個（80g）
にんにく（みじん切り）……1かけ分
赤唐辛子（輪切り）……1本分
塩……小さじ1/4
オリーブ油……大さじ4
パプリカパウダー……適宜

1. えびは殻をむき、背に切り込みを入れて背ワタを取る。マッシュルームは半分に切る。
2. 小さ目のフライパンにオリーブ油とにんにくを入れて弱火で熱し、香りが立ったら、唐辛子とえびを加えて色が変わるまで炒め煮にする。
3. マッシュルーム、塩を加えて火が通るまで1〜2分煮る。好みでパプリカパウダーをふる。

Point
油少なめ、具だくさんのアヒージョ。パンなどをつけ合わせるときは食べ過ぎないように。

魚 の 料理

さっぱり味のレモン風味のマリネ
スモークサーモンとアボカドのレモンマリネ

材料（2人分）

スモークサーモン……120g
アボカド……1/2個（70g）
玉ねぎ……1/3個（60g）
セロリ……1/2本（60g）
クレソン……2〜3本
A ┌ レモン汁……大さじ1½
　├ オリーブ油……大さじ1
　├ 塩……小さじ1/4
　└ 砂糖……小さじ2/3

1 サーモンは食べやすい大きさにそぎ切りにする。アボカドは縦半分に切ってタネをとり、カワをむいて1cm厚さに切る。玉ねぎは薄切りに、セロリは斜め薄切りにする。

2 ボウルにAを入れて混ぜ合わせ、玉ねぎを加えてなじませ、しんなりしてきたら、1を加えて混ぜ、そのまま食べる直前まで（できれば30分以上）冷やしておく。

3 葉先を摘み取ったクレソンを2に加えてさっくりと混ぜて器に盛る。

糖質 5.0g　240kcal

高菜の塩味と香味野菜をきかせたさば煮
さばの高菜煮

材料（2人分）

さば（3枚おろし）……1/2尾（180g）
高菜漬け……60g
しいたけ……3枚
しょうが（みじん切り）……1かけ分
赤唐辛子（輪切り）……1/2本分
ごま油……大さじ1
A ┌ 水……1カップ
　├ しょうゆ……小さじ1
　└ みりん……大さじ1/2
白髪ねぎ……適宜

1 さばはキッチンペーパーにはさんで余分な水気を取り、半分のそぎ切りにする。高菜はさっと水洗いして軽く絞り、ざく切りにする。しいたけも粗くきざむ。

2 フライパンにごま油、しょうが、唐辛子を入れ中火で熱し、香りが立ったら高菜としいたけを入れ、汁けが飛ぶまで炒める。

3 2にAを入れて煮立ったら、さばを並べ入れ、汁けがなくなるまで弱めの中火で煮る。器に盛り、ねぎをのせる。

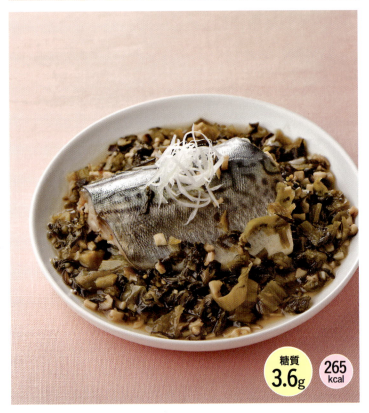

糖質 3.6g　265kcal

76

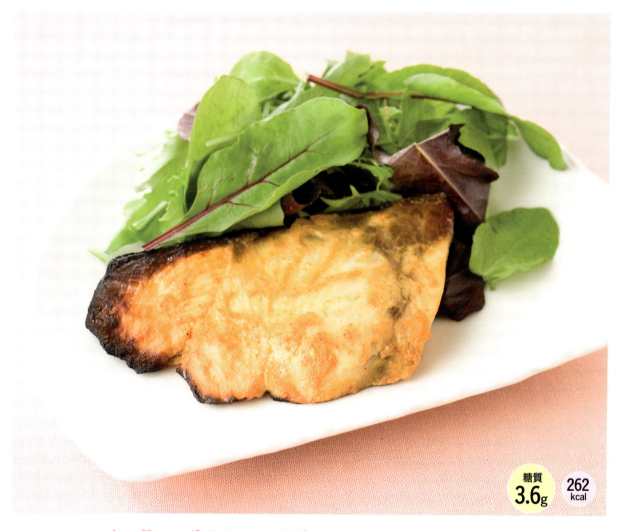

糖質 3.6g / 262 kcal

カレー粉、ヨーグルトでエスニックな味に
ぶりのタンドリー

材料（2人分）
- ぶり……2切れ（180g）
- 塩・こしょう……少々
- A
  - ヨーグルト……大さじ3
  - カレー粉……小さじ1
  - ケチャップ……小さじ2
  - 塩……小さじ1/4
  - にんにく（すりおろし）……小さじ1
  - しょうが（すりおろし）……小さじ1/2
- ベビーリーフ……大1パック（40g）

1. ぶりはキッチンペーパーにはさんで余分な水気を取り、塩、こしょうをふる。Aを混ぜ合わせておく。
2. 広げたラップにAの半量を敷き、その上にぶりをのせる。Aの残り半量をぶりの上面に塗ってラップでぴっちりと包み、そのまま冷蔵庫で30分〜1時間漬ける。
3. ぶりをたれごとアルミ箔の上に乗せ、上にもアルミ箔をかぶせ、魚焼きグリルで7〜8分焼く。ほぼ火が通ったら、かぶせたアルミ箔を取り、1〜2分焼いて焼き目をつける。皿に盛り、ベビーリーフを添える。

Point
みりんは糖質が高いので、焼き魚も和風にこだわらずに調味料を工夫して楽しんで。

卵・豆腐・大豆の料理

定番だからこそていねいに卵を割り入れ美しく
ハムエッグ

材料（2人分）

卵……2個
ロースハム……4枚（60g）
サラダ油……小さじ1
塩・こしょう……少々

1 フライパンにサラダ油を熱し、ハムを並べ入れて、卵を割り入れる。
2 塩、こしょうをふり、ふたをして好みのかたさになるまで火を通したら器に盛る。

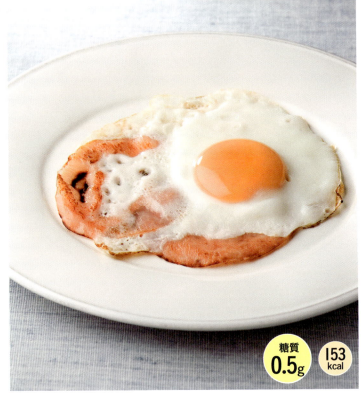

糖質 0.5g　153kcal

だし汁が厚揚げにしみて薄味でもおいしい
小松菜と厚揚げの卵とじ

材料（2人分）

厚揚げ……1枚（150g）
卵……2個
小松菜……1/2束（100g）
〈煮汁〉
　だし汁……3/4カップ
　しょうゆ……大さじ1
　砂糖・みりん……各大さじ1/2
　しょうが汁……小さじ1

1 厚揚げは厚さ半分に切ってから1cm幅の薄切りにする。小松菜は軸と葉を分けて約3cm長さに切る。卵は溶きほぐす。
2 フライパンに煮汁の材料を入れて中火にかけ、煮立ったら厚揚げ、小松菜の軸を入れて、ふたをして2〜3分蒸し煮にする。
3 小松菜の葉を加えてひと煮し、葉がしんなりとしたら、溶き卵を鍋の中心から鍋肌に向けてまわし入れ、卵が半熟状になったら火を止め、ふたをして余熱で1〜2分蒸らして仕上げる。

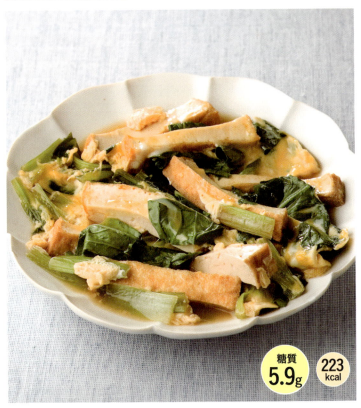

糖質 5.9g　223kcal

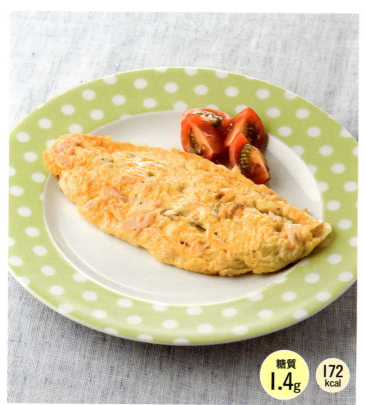

オムレツにも具を入れ栄養バランスを補って
きのことツナのオムレツ

材料（2人分）

卵……2個
ツナ水煮缶……1缶（70g）
しいたけ……2枚
マヨネーズ……小さじ1
粉チーズ……大さじ1
塩・こしょう……少々
オリーブ油……小さじ2
ミニトマト……2個（30g）

1 ボウルに卵を割り、マヨネーズを加えてよく溶き混ぜ、粉チーズと塩、こしょうを加え混ぜ合わせる。

2 ツナの缶汁はきって1に加え、しいたけを薄切りにして加え、軽く混ぜ合わせる。

3 フライパンにオリーブ油を小さじ1入れて中火にかけ、2の卵液の半量を流し入れて菜箸で大きく混ぜながら焼く。ふんわりと半熟状になったらオムレツ型に整え、器にとり、すぐにキッチンペーパーをかぶせて形を整える。残りも同様に作る。器に盛り、くし形に切ったトマトを添える。

糖質 1.4g　172kcal

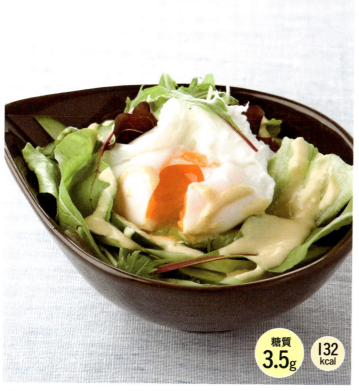

ふんわり半熟でサラダと合わせて栄養満点
ポーチドエッグの
シーザーサラダ風

材料（2人分）

卵……2個
レタス……3枚（60g）
きゅうり……小1本（80g）
ベビーリーフ……1パック（20g）
A［粉チーズ……大さじ1
　　プレーンヨーグルト……大さじ2
　　マヨネーズ・ウスターソース・マスタード…各小さじ1
　　塩…小さじ1/4］

1 レタスはひと口大にちぎり、きゅうりは縦半分に切ってから斜め薄切りにする。卵はボウルに割り入れておく。

2 たっぷりの湯に酢（分量外）を大さじ1ほど入れて、沸騰したら卵を1つずつそっと落とし入れる。好みの固さになるまで2〜3分静かに火を通したら、お玉にとって冷水に放ち、冷ます。

3 ボウルにAの材料を入れてよく混ぜる。1とベビーリーフを加えて全体になじむように軽く混ぜ、器に盛り、2をのせる。

糖質 3.5g　132kcal

卵・豆腐・大豆の料理

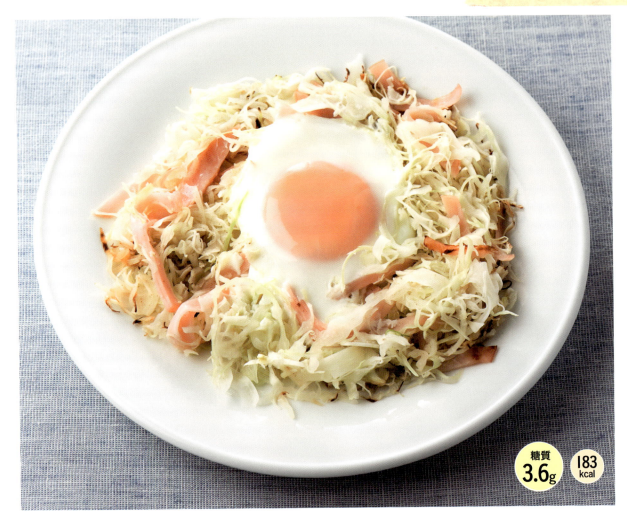

糖質 3.6g / 183 kcal

せん切りキャベツといっしょに手早く一品
せん切りキャベツの巣ごもり卵

材料（2人分）

卵……2個
キャベツ……3枚（180g）
ハム……4枚（60g）
塩・こしょう……少々
オリーブ油……大さじ1/2

1 キャベツはせん切りにし、ハムは細切りにする。

2 フライパンにオリーブ油を中火で熱し、1を炒めて塩、こしょうをふる。しんなりしてきたら、丸く形作り中央を少しくぼませ、卵を1個ずつ割り入れる。

3 水を小さじ2ほど回し入れ、ふたをして弱火で蒸し焼きにし、黄身が半熟状に固まったら器に盛る。

Point

ほうれん草などのほかの野菜やきのこを合わせてもOK。野菜もたくさんとれるので栄養バランスもバッチリ。

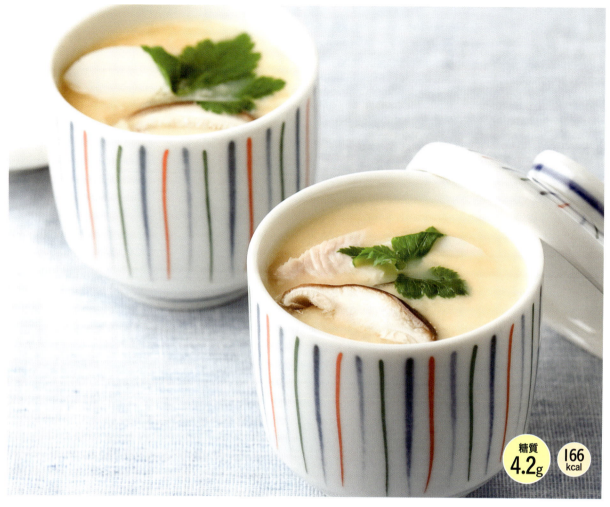

糖質 4.2g　166kcal

鶏むね肉を多めに使って食べごたえをだして
具だくさん茶わん蒸し

材料（2人分）

卵……2個
鶏むね肉……60g
しいたけ……2枚
かまぼこ……40g
三つ葉……1/4束
A ┌ だし汁……1½カップ
　├ しょうゆ……小さじ1/2
　├ 塩……小さじ1/4
　└ みりん……小さじ1

1. 鶏肉は2cm長さ、1cm幅のそぎ切りにする。しいたけは薄切りに、かまぼこは薄めにスライスしてさらに半分に切る。三つ葉は約2cm幅に切る。
2. ボウルに卵を溶きほぐし、Aを加えて混ぜる。
3. 耐熱の器に1をまんべんなく入れ、2を静かに注ぎ入れる。蒸気の上がった蒸し器で強火で2分蒸したら、弱火にして15〜20分蒸す。
4. 蒸し上がったら三つ葉をのせ火を止めて、再度ふたをして30秒ほど予熱で蒸らす。

Point
1人分で卵を1個使う、卵液たっぷりのごちそう茶碗蒸し。三つ葉は最後に入れて彩りよく仕上げます。

卵・豆腐・大豆の料理

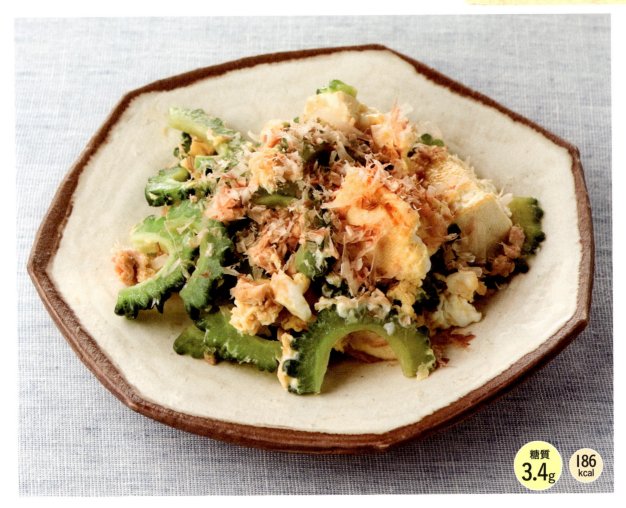

糖質 3.4g 186kcal

たんぱく質もビタミンCもとれる優秀メニュー
ゴーヤチャンプルー

材料（2人分）

木綿豆腐……2/3丁（200g）
ゴーヤ……大1/2本（120g）
ツナ水煮缶……小1缶（70g）
溶き卵……1個
ごま油……大さじ1/2
みりん……小さじ1/2
しょうゆ……小さじ2
塩、こしょう……少々
かつお節……1/2袋（3g）

1. 豆腐は厚手のキッチンペーパーで包み、耐熱皿にのせて電子レンジで2分加熱して水気をきる。ゴーヤは縦半分に切り、タネとワタを取り、5〜7mm幅の薄切りにする。
2. フライパンにごま油を入れて火にかけ、香りがたったら豆腐を手で大きめにくずして並べ入れ、表面に焼き色をつけながら焼く。ゴーヤと軽く缶汁をきったツナを加えて炒め合わせる。みりんとしょうゆで調味する。
3. 溶き卵を回し入れ半熟状になったら塩、こしょうで味を調えて器に盛り、かつお節をのせる。

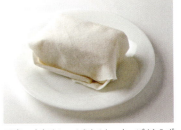

豆腐の水気をしっかりきると、水っぽくならずに味がしみ込み、おいしくなる。

Point
豆腐、卵、ツナとたんぱく質たっぷり。加熱してもビタミンCがとれるゴーヤは積極的にとりたい食材。

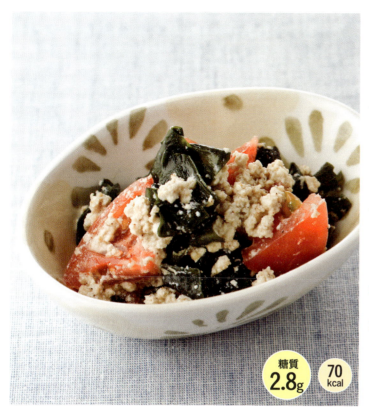

白和えにトマトを加えてサラダ風に
わかめとトマトの簡単白和え

材料（2人分）

絹ごし豆腐……1/4丁（80g）
わかめ（塩蔵）……40g
トマト……1/2個（80g）
A ┌ すり白ごま……大さじ2
　├ しょうゆ……小さじ1
　└ 塩……少々

1 豆腐はキッチンペーパーで包み、耐熱皿にのせて電子レンジで3分加熱して水気をきる。わかめはよく水で洗って食べやすい大きさに切る。トマトは1cm厚さのいちょう切りにする。

2 ボウルに豆腐とAを入れてなめらかになるまでよく混ぜる。

3 2にわかめとトマトを加えて和え混ぜる。

糖質 2.8g　70kcal

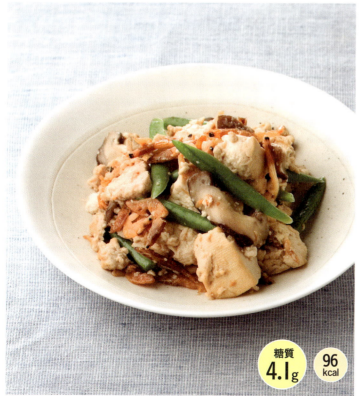

あっさり野菜とたんぱく質がとりたいときに
桜えびとしいたけ、いんげんの炒り豆腐

材料（2人分）

木綿豆腐……1/2丁（150g）
しいたけ……2枚（30g）
さやいんげん……3本（30g）
桜えび……4g
ごま油……小さじ1
A ┌ だし汁……1/4カップ
　├ 砂糖……大さじ1/2
　├ 塩……小さじ1/4
　└ しょうゆ……小さじ1

1 豆腐はキッチンペーパーで包み、耐熱皿にのせて電子レンジで3分加熱して水気をきる。

2 しいたけは薄切りに、さやいんげんは3〜4cm長さの斜め切りにする。

3 フライパンにごま油を中火で熱し、しいたけと桜えびを炒める。豆腐をくずしながら加え、Aとさやいんげんも合わせて、汁けがなくなるまで炒め煮にする。

糖質 4.1g　96kcal

卵・豆腐・大豆の料理

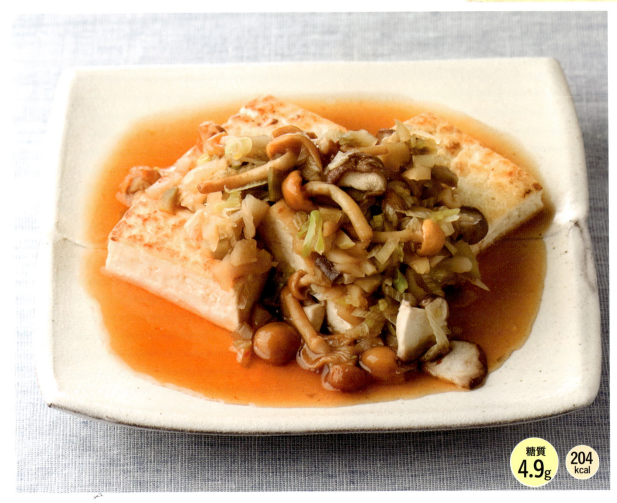

糖質 4.9g / 204 kcal

定番の豆腐おかずにソースのバリエーション
豆腐ステーキきのこザーサイソース

材料（2人分）

- 木綿豆腐……大1丁（400g）
- ごま油……小さじ2

〈きのこザーサイソース〉
- ザーサイ……40g
- えのきたけ……1/4袋（40g）
- しいたけ……2枚
- なめこ……1/3袋（30g）
- 長ねぎ（みじん切り）……3cm
- 水……3/4カップ
- しょうゆ……小さじ1〜2

1. 豆腐は横半分に切ってから、厚みを半分にし、キッチンペーパーに包んでまな板をのせて約5〜10分置いて水気をきる。
2. きのこのザーサイソースのザーサイは粗みじん切りに、えのきだけは2cm長さに切り、しいたけは半分に切ってから薄切りにする。
3. フライパンにごま油を熱し、豆腐を入れて強火で30秒、弱火にして2〜3分焼く。裏に返して再び強火で30秒程度焼いたら、弱火にして1〜2分焼いて器に盛る。
4. フライパンをさっとふいて、ソースのしょうゆ以外の材料を入れて中火にかけてひと煮し、きのこ類に火が通り、うっすらととろみがついたら、しょうゆで味を調え、3にかける。

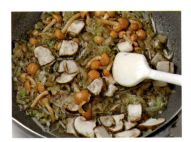

かたくり粉を入れず、きのこ類を炒めててでくるなめこのとろみを活かします。

Point
ザーサイときのこ類、長ねぎを炒めたさまざまな食感が楽しめます。ステーキソースとしてよく合います。

84

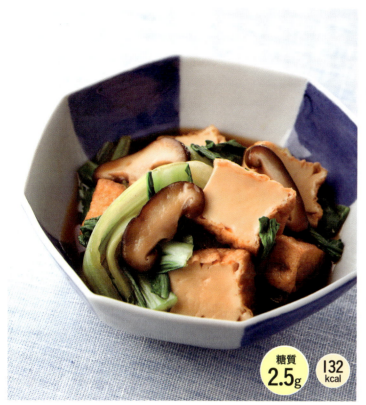

オイスターソースの味がしみ込み風味豊かな一品
厚揚げとしいたけ、チンゲン菜のオイスターソース煮

材料（2人分）

厚揚げ……1枚（150g）
しいたけ……4枚
チンゲン菜……大1株（120g）
A ┌ 水……2/3カップ
　├ 鶏ガラスープの素……小さじ1/2
　├ オイスターソース……大さじ1/2
　└ しょうゆ……小さじ1

1 厚揚げは熱湯をまわしかけて油抜きし、縦半分に切ってから横1cm幅に切る。しいたけは6〜7mm厚さに切る。チンゲン菜は軸と葉に分けて切り、軸は6〜8等分のくし形に、葉はざく切りにする。

2 鍋にAを入れて煮立ったらチンゲン菜の葉以外を加えて、時々混ぜながら約5〜6分煮る。汁けがなくなってきたら、チンゲン菜の葉を加えてひと煮して器に盛る。

糖質 2.5g　132kcal

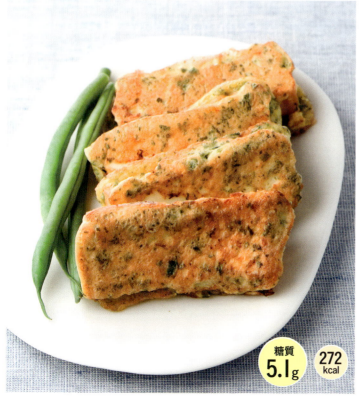

味つき衣で外側はかりっと、中はふんわり
厚揚げのピカタ

材料（2人分）

厚揚げ……小2枚（200g）
卵……1個
パルメザンチーズ……大さじ2
青のり……大さじ1
しょうゆ……小さじ1
塩・こしょう……少々
小麦粉……少々
オリーブ油……大さじ1/2
さやいんげん……6本

1 厚揚げは湯をまわしかけて油抜きをし、キッチンペーパーにはさんで余分な水気を取る。厚みを半分に切り、さらに半分に切り4等分にする。

2 ボウルに卵を割りほぐし、パルメザンチーズ、青のり、しょうゆ、塩、こしょうを入れて混ぜ合わせる。

3 厚揚げに薄く小麦粉をまぶしつけ、2をからめる。

4 フライパンにオリーブ油を中火で熱し、3を並べ入れ焼く。焼き色がついたら裏に返してさらに2〜3分焼いて火を通す。器に盛り、ゆでたさやいんげんを添える。

糖質 5.1g　272kcal

野菜の料理

和えごろもと合わせるだけで簡単
オクラのごま和え

材料（2人分）

オクラ……8本（80g）
A ┌ すり白ごま……大さじ1
　├ 砂糖……小さじ1
　└ しょうゆ……大さじ1/2

1 オクラはさっとゆでて、斜め半分に切る。
2 ボウルにAを入れて混ぜ、1を和えて器に盛る。

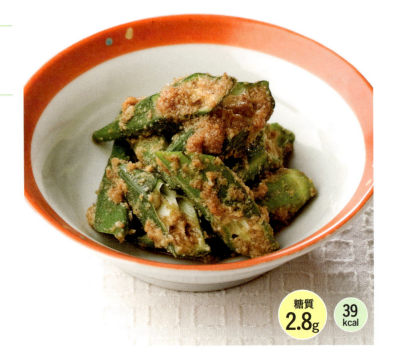

糖質 2.8g / 39kcal

きゅうりと油揚げを合わせて栄養アップ
きゅうりと焼き油揚げのもずく酢和え

材料（2人分）

きゅうり……1本（100g）
　塩……少々
油揚げ……1/2枚（20g）
もずく酢（味つき）……1パック（70g）
しょうが（すりおろし）……小さじ1

1 きゅうりは薄切りにして軽く塩をふり、水気を絞る。油揚げは魚焼きグリルなどで焼き色がつくまで焼き、縦半分に切って細切りにする。
2 器に1ともずく酢、しょうがを入れて和え混ぜる。

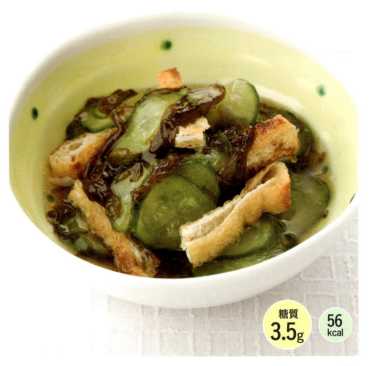

糖質 3.5g / 56kcal

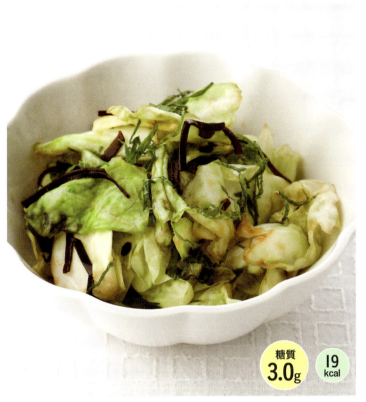

すぐにできる野菜の一品
キャベツの塩昆布サラダ

材料（2人分）

キャベツ……2枚（120g）
塩昆布……8g
青じそ……2枚

1 キャベツはざく切りにする。
2 ポリ袋などに1と塩昆布を入れ、空気を入れて口を閉じ、全体にふり混ぜる。食べる直前まで冷やし、せん切りにした青じそを混ぜる。
 ※すぐ食べる場合は全体をもみ込み、しんなりなじむまで混ぜる。

糖質 3.0g / 19kcal

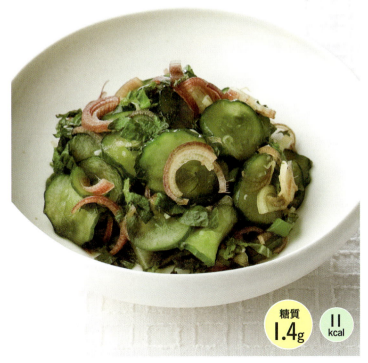

青じそやみょうが、しょうがで風味をつけて
きゅうりの香味和え

材料（2人分）

きゅうり……1本（100g）
　塩……少々
青じそ……2枚
みょうが……1個（15g）
しょうが（すりおろし）……小さじ1
しょうゆ……小さじ1

1 きゅうりは薄切りにして塩をもみ込み、水気を絞る。
2 青じそとみょうがはせん切りにし、1としょうが、しょうゆを合わせて和え混ぜる。

糖質 1.4g / 11kcal

野菜 の 料理

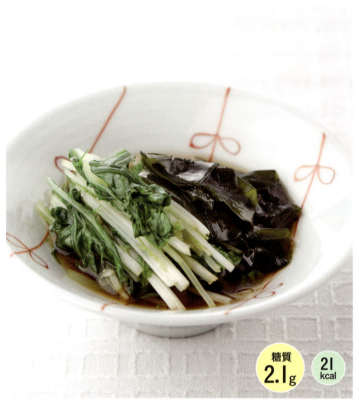

さっと作れるスピード料理
水菜とわかめのおひたし

材料（2人分）
水菜……4株（80g）
わかめ（塩蔵）……40g
A［だし汁……小さじ4
　 みりん……小さじ1/2
　 しょうゆ……小さじ2］

1 水菜はさっとゆでて水気を絞り、根元を切り落として3〜4cm長さに切る。わかめはよく洗って10分ほど水につけて戻し、水気をしっかり絞って食べやすい大きさに切る。

2 ボウルにAと1を入れて和え、器に盛る。

糖質 2.1g　21kcal

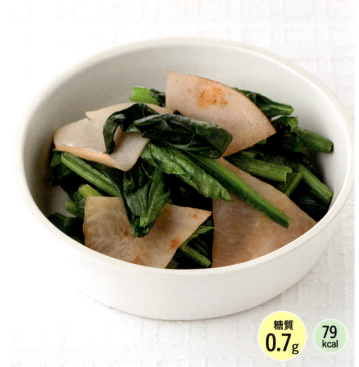

ハムを加えてたんぱく質もいっしょに
ほうれん草とハムの炒めもの

材料（2人分）
ほうれん草……大1/2束（150g）
ハム……3枚（45g）
オリーブ油……大さじ1/2
しょうゆ……小さじ1/2
塩・こしょう……少々
湯……1/2カップ

1 ほうれん草は根元を切り落としてから5cm長さに切る。ハムは6等分に切る。

2 フライパンにオリーブ油を強火で熱し、1のほうれん草を炒め、しんなりしてきたら湯を加えて煮立ったらすぐにざるにあげて菜箸などで水気を絞る。

3 フライパンをさっとふき、2を戻し入れ、ハムを加えて手早く炒め合わせる。しょうゆ、塩、こしょうで味を調え、器に盛る。

糖質 0.7g　79kcal

はし休めにちょうどいい副菜
大豆もやしとわかめのナムル

材料（2人分）

大豆もやし……1/2袋（100g）
わかめ（塩蔵）……40g
白いりごま……小さじ2
A ┌ にんにく（すりおろし）……小さじ1/2
　├ ごま油……小さじ1
　├ 砂糖・しょうゆ……各小さじ1/2
　└ 塩……小さじ1/4

1 もやしはひげ根を取る。わかめはよく洗って、水に10分ほどつけて戻し、食べやすい大きさに切る。

2 鍋にたっぷりの湯を沸かし、もやしをゆで、ざるにあげて水気を絞る。

3 ボウルにAを入れてよく混ぜ、2とわかめを加えて手でなじむまでよく和え混ぜる。白ごまを加えて軽く混ぜ合わせて器に盛る。

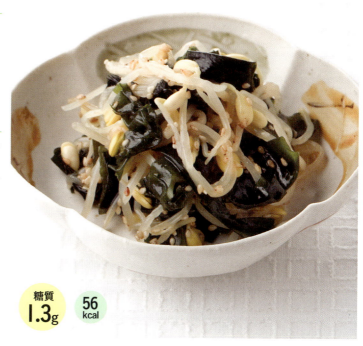

糖質 1.3g　56kcal

ピリ辛で主菜にも負けない味
小松菜のにんにく炒め

材料（2人分）

小松菜……大1/2束（120g）
にんにく（薄切り）……1片
赤唐辛子（輪切り）……1/2本分
ごま油……小さじ1
A ┌ 鶏ガラスープの素……小さじ1/3
　├ オイスターソース……小さじ1/2
　├ 塩・こしょう……少々
　└ 湯……大さじ1/2

1 小松菜は3cm長さに切る。Aを混ぜておく。

2 フライパンにごま油、にんにくを入れて中火で熱し、香りがたったら唐辛子と小松菜を加え強火で一気に炒め、Aをまわし入れて水分を飛ばすように味をからめる。

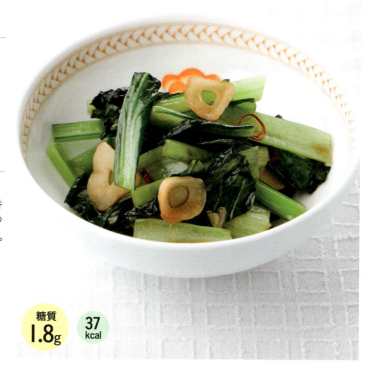

糖質 1.8g　37kcal

さっぱり味わう梅とかつお節の味
ほうれん草の梅おかか和え

材料（2人分）
ほうれん草……1/2束（120g）
梅干し……1個（10g）
かつお節……1/2パック（3g）
しょうゆ……小さじ1/2

1 ほうれん草はさっとゆでて冷水にとり、3cm長さに切って水気をしっかりと絞る。
2 梅干しはタネを取り、たたいてペースト状にして、かつお節としょうゆを混ぜる。
3 2に1を加えて和え混ぜる。

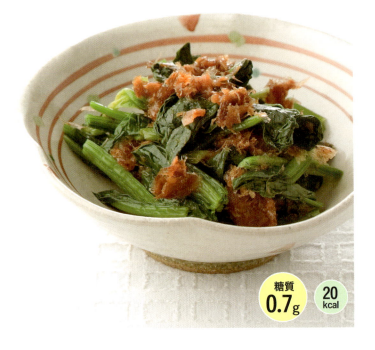

糖質 0.7g　20kcal

しょうがをピリリときかせた
なすのしょうが煮

材料（2人分）
なす……大1本（80g）
ごま油……小さじ1
A ┌ だし汁……1/3カップ
　│ 砂糖……小さじ1
　└ しょうゆ……小さじ2
しょうが（すりおろし）……1/2かけ分

1 なすはへたを落とし、縦4等分に切って、長さを半分に切る。
2 鍋にごま油を熱し、なすを皮目から入れて炒める。皮につやが出たら、Aを加えて、なすに火が通るまで中火で6〜7分煮る。器に盛り、しょうがをのせる。

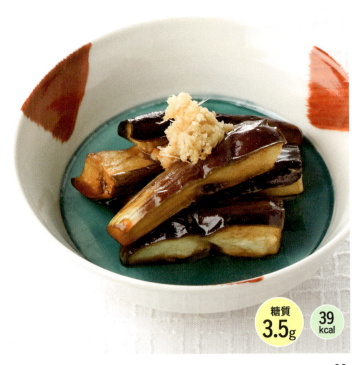

糖質 3.5g　39kcal

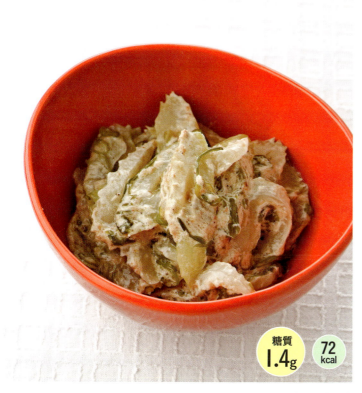

マヨネーズとごまを合わせた和えもの
めかぶとセロリのごまだれ和え

材料（2人分）
セロリ……1本
めかぶ（味付けなし）……1パック
A ┌ 白すりごま……大さじ1
　├ マヨネーズ……大さじ1
　├ しょうゆ……小さじ1
　└ 塩……少々

1. セロリは筋を取り、斜め薄切りにしてさっとゆでて水気をきる。
2. ボウルにAの材料を入れて混ぜ、1とめかぶを加えて和え混ぜる。

糖質 1.4g　72kcal

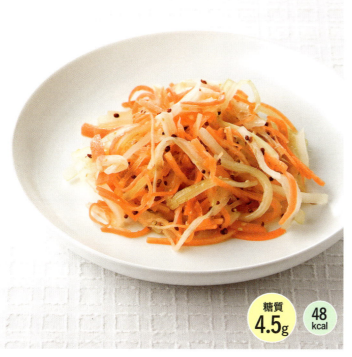

和洋どちらにも合う便利な野菜の一品
にんじんとセロリのラペ

材料（2人分）
にんじん……1/4本（40g）
セロリ……1本（100g）
　塩……小さじ1/3
A ┌ レモン汁・粒マスタード・オリーブ油……各小さじ1
　└ はちみつ……小さじ1/2

1. にんじんとセロリはせん切りにし、塩をもみ込んでしんなりしたら軽く水気を絞る。
2. ボウルにAを入れて混ぜ、1を加えて手でもみ込むようにしてしっかりとなじませる。

糖質 4.5g　48kcal

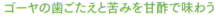

野菜の料理

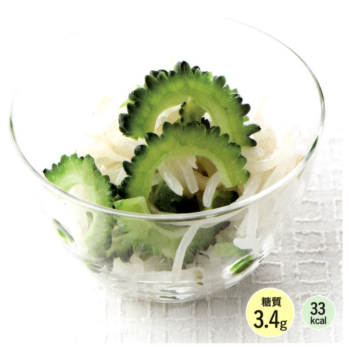

ゴーヤの歯ごたえと苦みを甘酢で味わう
ゴーヤともやしの甘酢サラダ

材料（2人分）

ゴーヤ……1/3本（70g）
もやし……1/2袋（120g）
A ┌ 酢……大さじ1
　├ 砂糖……小さじ1強
　├ ごま油……小さじ1/2
　└ 塩……小さじ1/4

1 ゴーヤは縦半分に切ってタネとワタを取り、薄切りにしてさっとゆでる。もやしはさっとゆでて水気をきる。

2 ボウルにAを入れて混ぜ、1を加えてさらに混ぜ合わせる。そのまま食べる直前まで冷蔵庫で冷やしておく。

糖質 3.4g　33kcal

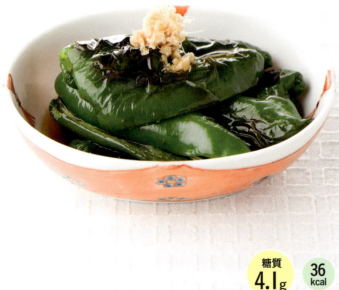

ピーマンの甘味やおいしさをそのままに
焼きピーマンのしょうがびたし

材料（2人分）

ピーマン……4個
しょうが（すりおろし）……小さじ1
A ┌ しょうゆ……大さじ1/2
　├ みりん……小さじ1
　├ 水……大さじ1
　└ かつお節……小1袋（4g）

1 大きめのボウルにAを入れて混ぜておく。

2 ピーマンは縦半分に切ってタネを取り、魚焼きグリルでこんがりと焼き目がつくまで焼く。すぐに1に漬けて、よく混ぜて味をからめる。

3 器に盛り、しょうがをのせる。

糖質 4.1g　36kcal

92

副菜の定番。少し辛味をきかせて
切り昆布と油揚げの炒め煮

材料（2人分）
切り昆布（乾）……15g
油揚げ……1/4枚（10g）
赤唐辛子（輪切り）……1/2本分
ごま油……小さじ1
A ┌ だし汁……1/3カップ
　├ しょうゆ……小さじ1
　└ みりん……小さじ1/2

1 切り昆布はたっぷりの水で戻してよくもみ洗いし、食べやすい大きさに切る。油揚げは縦半分に切ってから細切りにする。

2 鍋にごま油を中火で熱し、1と唐辛子を入れて炒め、全体になじんだら、Aを加えて汁けがなくなるまで炒め煮にする。

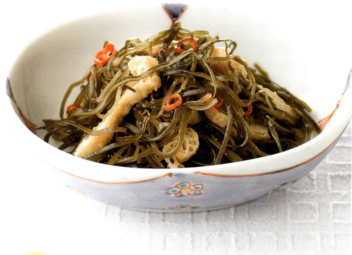

糖質 1.6g　52kcal

グリーンサラダにもたんぱく質を加えて
ツナとハムのグリーンサラダ

材料（2人分）
レタス……2枚（40g）
グリーンリーフ……2枚（40g）
きゅうり……1本（100g）
ピーマン……2個（80g）
ハム……3枚（45g）
ツナ水煮缶……小2缶（140g）
しょうゆ……小さじ1
フレンチドレッシング（市販品）……大さじ1½

1 レタスとグリーンリーフはひと口大にちぎって水にはなし、パリッとしたら水気をしっかりときる。

2 きゅうりは薄い輪切りに、ピーマンは縦半分に切ってから横に細切りにする。ハムは細切りにする。

3 ボウルにツナの缶汁としょうゆ、フレンチドレッシングを入れてよく混ぜ、1と2の野菜を加えて味がなじむように軽く混ぜ合わせたら器に盛る。ツナをのせて、ハムを散らす。

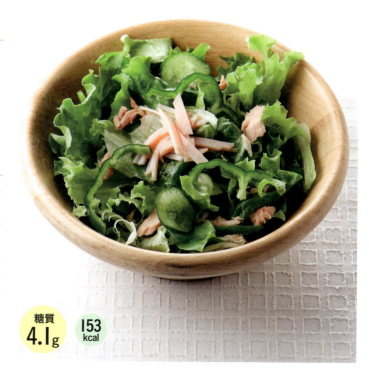

糖質 4.1g　153kcal

野菜の料理

歯ごたえのある長ひじきをサラダ仕立てで
ひじきのサラダ

材料（2人分）

長ひじき……6g
さやいんげん……4〜5本（50g）
〈ドレッシング〉
　トマト（粗くきざむ）……1/4個（50g）
　粒マスタード……小さじ1
　しょうゆ……小さじ2
　砂糖……小さじ1/2

1　ひじきはたっぷりの水につけて15分ほど水で戻したら、さっとゆでて水気をきり、食べやすい大きさに切る。さやいんげんもさっとゆでて、斜めに2〜3等分に切る。
2　ドレッシングの材料をボウルに入れてよく混ぜ、1を加えて混ぜ合わせて、器に盛る。

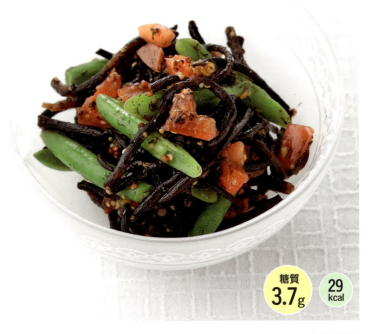

糖質 3.7g　29kcal

リボン状のズッキーニをパスタに見立てて
ズッキーニのペペロンチーノ風

材料（2人分）

ズッキーニ……1本（160g）
にんにく（薄切り）……1かけ分
赤唐辛子（輪切り）……1/2本分
オリーブ油……小さじ1
白ワイン……大さじ1
塩・こしょう……少々

1　ズッキーニは縦半分に切ってから、ピーラーで薄くリボン状に切る。
2　フライパンにオリーブ油、にんにくを入れて弱火にかけ、香りが立ってきたら1と唐辛子を入れて炒める。白ワインをふり入れて水分を飛ばし、塩、こしょうで味を調える。

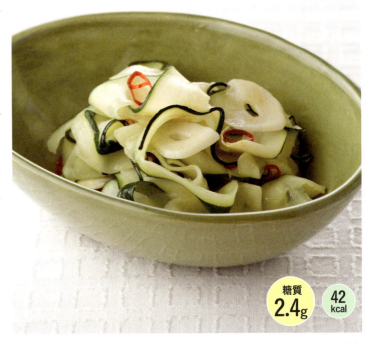

糖質 2.4g　42kcal

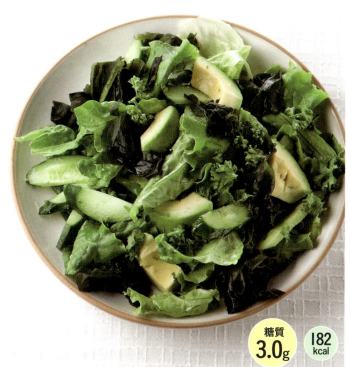

アボカドとわかめでボリュームアップ
アボカドとわかめ、グリーンリーフ、パセリのサラダ

材料（2人分）
アボカド……1個（140g）
わかめ（塩蔵）……60g
グリーンリーフ……3枚（80g）
きゅうり……1本（100g）
パセリ（みじん切り）……大さじ2
〈ドレッシング〉
　塩……小さじ1/3
　こしょう……少々
　レモン汁……大さじ1
　オリーブ油……大さじ1/2

1 わかめはよく洗い、水に5分ほどつけて戻し、絞ってひと口大に切る。グリーンリーフは食べやすい大きさにちぎる。きゅうりは縦半分に切り斜め薄切りにする。

2 アボカドは縦半分に切ってタネとカワを取り、6〜7mm厚さに切る。ドレッシングの材料を混ぜ合わせておく。

3 ボウルに1を入れてさっくりと混ぜて器に盛り、2のアボカドを散らしのせ、ドレッシングをかける。

糖質 3.0g　182kcal

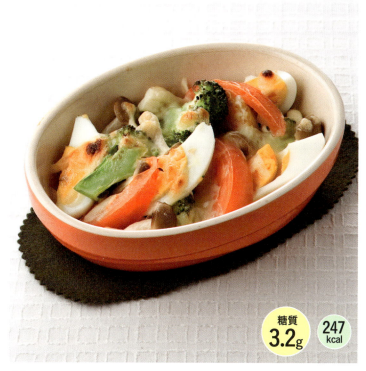

ゆで野菜を卵、チーズと合わせて
温野菜とゆで卵のチーズグリル

材料（2人分）
ブロッコリー……1/2個（120g）
しめじ……1/2パック（50g）
ゆで卵……2個
トマト……1/2個（80g）
マヨネーズ……小さじ4
ピザ用チーズ……50g
塩・こしょう……少々

1 ブロッコリーは小房に分けてゆでる。しめじは小房に分けてマヨネーズをからめる。

2 ゆで卵はくし形に切り、トマトも薄めのくし形に切る。

3 耐熱皿に1と2を並べ入れ、塩、こしょうをふり、チーズをのせてオーブントースターで約10〜12分、チーズが溶けて焼き色がつくまで焼く。

糖質 3.2g　247kcal

野菜の料理

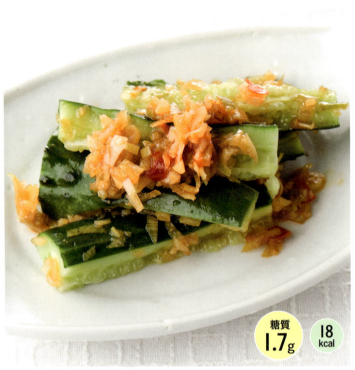

豆板醤、ごま油でピリッと仕上げて
たたききゅうりの中華風

材料（2人分）

きゅうり……1本（100g）
A ┌ 長ねぎ（みじん切り）……5cm（10g）
  │ 豆板醤・ごま油……各小さじ1/3
  └ しょうゆ・酢……各小さじ1

1 きゅうりはすりこぎなどで、軽く割れる程度にたたき、細長く手で裂くようにして割る。
2 ボウルにAを入れて混ぜ、1を加えて和え混ぜて器に盛る。

糖質 1.7g　18kcal

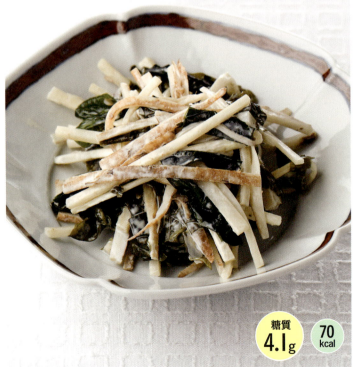

食物繊維がしっかりとれる組み合わせ
わかめとごぼうのサラダ

材料（2人分）

ごぼう……70g
わかめ（塩蔵）……30g
A ┌ マヨネーズ……大さじ1
  │ しょうゆ……小さじ1/3
  │ マスタード……小さじ1/2
  └ レモン汁……小さじ1/2

1 ごぼうは細切りにして、さっとゆでて水気をきる。わかめはよく洗って、水に10分ほどつけて戻し、食べやすい大きさに切る。
2 ボウルにAを入れてよく混ぜ、1を加えて和え混ぜて器に盛る。

糖質 4.1g　70kcal

せん切りのにんじんは、少量でボリュームが出る
大根のソムタム風サラダ

材料（2人分）

大根……4cm（120g）
セロリ……2/3本（60g）
にんじん……20g
A ┌ ナンプラー・レモン汁……各大さじ1
　├ 塩……ひとつまみ
　├ 砂糖……小さじ1
　└ 赤唐辛子（輪切り）……1/2本分

1 大根とセロリは4cm長さの細切りに、にんじんはせん切りにする。
2 鍋にたっぷりの湯を沸かし、1を1〜2分ゆでてざるにあげ、水気をきって粗熱が取れたら余分な水気を絞る。
3 ボウルにAを入れて混ぜ、2を加えてなじませるようにもみ混ぜる。

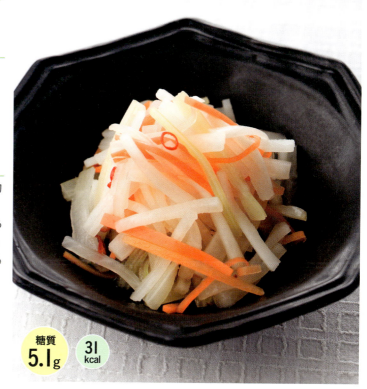

糖質 5.1g / 31 kcal

仕上げにラー油をかけて味をひきしめて
白菜ともやしの中華和え

材料（2人分）

白菜……1枚（100g）
もやし……1/2袋（100g）
A ┌ ごま油……小さじ1
　├ しょうゆ……大さじ1
　├ 酢……大さじ1/2
　└ みりん……小さじ1/2
ラー油……適宜

1 白菜は横に細切りにする。
2 鍋にたっぷりの湯を沸かし、白菜ともやしを入れてさっとゆで、ざるに上げてしっかり水気をきる。
3 ボウルにAを入れて混ぜ、2を温かいうちに合わせて和え混ぜ、器に盛る。最後にラー油をたらす。

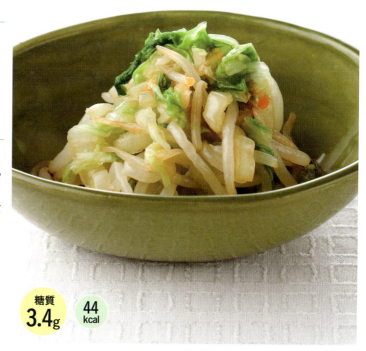

糖質 3.4g / 44 kcal

野菜の料理

肉のつけ合わせにも合う香味ドレッシングで
チョレギサラダ

材料（2人分）

サニーレタス……2〜3枚（50g）
きゅうり……1本（100g）
水菜……20g
白いりごま……大さじ1/2
A ┌ ごま油……大さじ1/2
　├ にんにく（すりおろし）……小さじ1
　├ 塩……少々
　├ しょうゆ・砂糖……各小さじ1/2
　└ 酢……小さじ1

1 サニーレタスは食べやすい大きさにちぎり、きゅうりは縦半分に切ってから斜め薄切りに、水菜は4〜5cm長さに切る。
2 ボウルにAを入れてよく混ぜ、1を入れて混ぜ合わせて器に盛り、いりごまをふる。

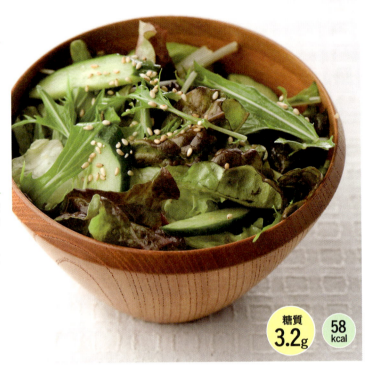

糖質 3.2g　58kcal

ピリ辛マヨネーズがクセになる
セロリのピリ辛マヨ和え

材料（2人分）

セロリ……大1本（120g）
ブロッコリースプラウト……1パック（20g）
A ┌ マヨネーズ……大さじ1
　├ しょうゆ・すり白ごま……各小さじ1
　├ 豆板醤……小さじ1/3
　└ レモン汁……小さじ1/2

1 セロリは筋を取って斜め薄切りにし、熱湯でさっとゆでて冷水に取り水気をきる。
2 ボウルにAを入れてよく混ぜ、1を加えて和え混ぜて、なじんだらスプラウトを軽く混ぜて器に盛る。

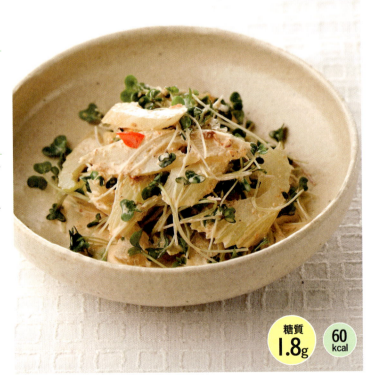

糖質 1.8g　60kcal

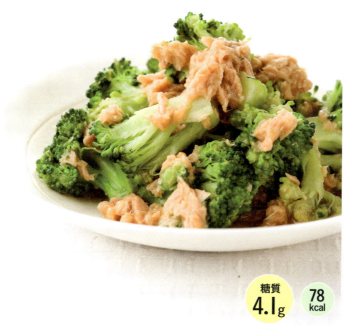

いつものブロッコリーをみそ味で変化をつけて
ブロッコリーとツナみそ和え

材料（2人分）
ブロッコリー……2/3個（180g）
ツナ缶詰……小1缶（70g）
A ┌ みそ……小さじ2
　│ しょうゆ……小さじ1/2
　│ 砂糖……小さじ1
　└ 練りからし……小さじ1/2

1 ブロッコリーは小房に分け、大きいものはさらに半分に切ってゆでる。
2 ボウルにツナの缶汁を入れ、Aを入れて溶きのばし、ツナと1を加えてざっくりと和え混ぜる。

糖質 4.1g　78kcal

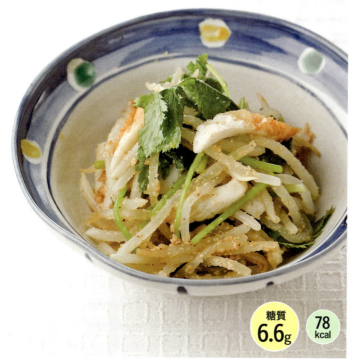

甘酢っぱい味が後を引く
もやしとちくわのごま酢和え

材料（2人分）
もやし……2/3袋（150g）
ちくわ……2本（50g）
三つ葉……1/2束（20g）
A ┌ すり白ごま……大さじ1½
　│ 砂糖・しょうゆ……各小さじ1
　│ 酢……小さじ2
　└ 塩……少々

1 鍋に湯を沸かして、三つ葉をさっと湯に通してざるにあげ、食べやすい長さに切って水気を絞る。同じ湯にもやしを入れてゆで、ざるにあげてしっかりと水気をきる。
2 ちくわは縦半分に切ってから斜め薄切りにする。ボウルにAを入れて混ぜ、1を合わせて和え混ぜる。

糖質 6.6g　78kcal

きのこの料理

きのこはしょうゆ味であっさりと
きのこの煮びたし

材料（2人分）
- しいたけ……2枚（30g）
- えのきたけ……1/2袋（90g）
- A ┌ だし汁……1/4カップ
　 │ しょうゆ……小さじ2
　 └ 砂糖……小さじ1/2

1. しいたけは薄切りに、えのきたけは長さを半分に切ってほぐす。
2. 鍋にAを入れて強火にかけ、煮立ったら1を入れて、時々混ぜながらしんなりするまで煮る。

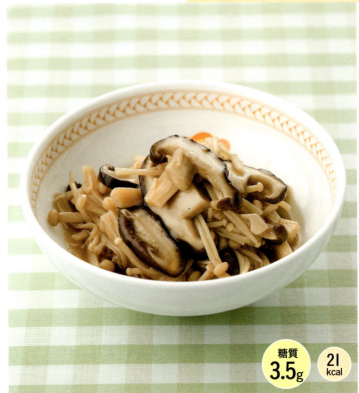

糖質 3.5g　21kcal

くせのないきのこはマリネにも合う
きのこのマリネ

材料（2人分）
- しめじ……小1パック（80g）
- まいたけ……小1パック（80g）
- にんにく（薄切り）……1/2かけ分
- オリーブ油……大さじ1/2
- 白ワイン・水……各大さじ1
- レモン汁・粒マスタード・しょうゆ……各小さじ2
- 砂糖……小さじ1/2
- レモン（スライス）……2枚

1. しめじとまいたけは小房にほぐす。フライパンにオリーブ油、にんにくを入れて中火にかけ、しめじとまいたけをしんなりするまで炒める。
2. 白ワインと水を入れて煮立ったら火を止め、レモン汁、粒マスタード、しょうゆ、砂糖を加える。最後にいちょう切りにしたレモンを加え混ぜる。

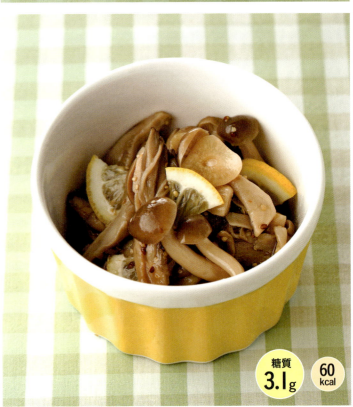

糖質 3.1g　60kcal

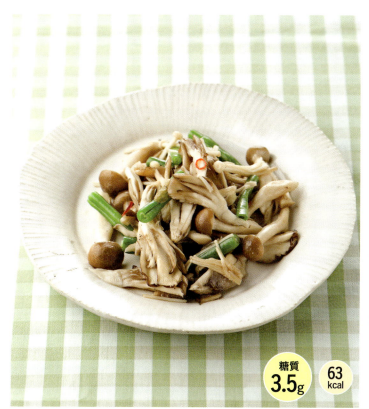

にんにくと唐辛子をきかせたソースで
きのこといんげんのアーリオオーリオ

材料（2人分）

えのきたけ……1/2袋（80g）
まいたけ……大1/2パック（60g）
しめじ……1/2パック（50g）
さやいんげん……4本（40g）
にんにく（薄切り）……1かけ分
赤唐辛子（輪切り）……1本分
オリーブ油……大さじ1/2
白ワイン……大さじ1
塩……小さじ1/2

1 えのきたけは長さを半分に切って粗くほぐし、まいたけとしめじは小房に分けておく。いんげんはゆでて5cm長さに切る。

2 フライパンにオリーブ油、にんにくを入れて中火にかけ、香りがたったら唐辛子、1を加えて強めの中火で炒め合わせ、白ワインを加えてアルコールを飛ばす。しんなりしてきたら塩を加えて味を調える。

糖質 3.5g　63kcal

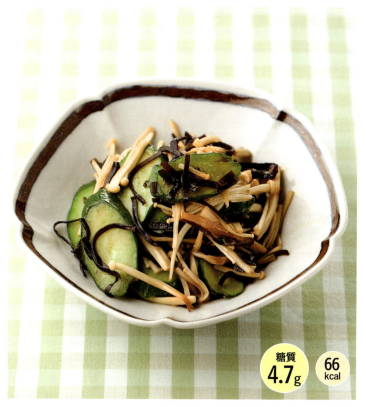

ごま油が香る、お酒にも合う一品
えのきときゅうりの塩昆布炒め

材料（2人分）

えのきたけ……2/3袋（100g）
きゅうり……1本
塩昆布……12g
ごま油……小さじ2
酒……小さじ1
しょうゆ……小さじ1強

1 えのきたけは長さを半分に切って、粗くほぐす。きゅうりは5mm厚さの斜め切りにする。

2 フライパンにごま油を中火で熱し、きゅうりを炒め、しんなりしてきたら、えのきたけと塩昆布を加えてさっと混ぜる。酒をふり入れて強火でしんなりするまで炒めたら、最後にしょうゆを鍋肌から入れ、手早く混ぜ合わせる。

糖質 4.7g　66kcal

きのこの料理

青のりの風味をきかせて調味料控えめに
きのこの青のり炒め

材料（2人分）

エリンギ……2本（120g）
しいたけ……3枚（45g）
オリーブ油……大さじ1/2
酒……小さじ1
塩……小さじ1/4
しょうゆ……小さじ1/2
青のり……大さじ1/2

1 エリンギは長さを半分に切って、縦2～4等分に切る。しいたけは薄切りにする。

2 フライパンにオリーブ油を中火で熱し、エリンギを並べ入れて焼き目をつけるように1～2分焼いたら、酒をふり入れる。ふつふつしたらしいたけ、塩を加えて炒める。

3 しょうゆを鍋肌から入れて炒め合わせ、最後に青のりを加えてさっと混ぜたら火を止める。

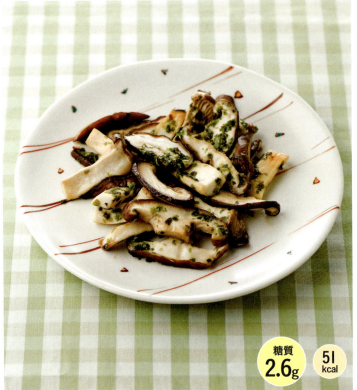

糖質 2.6g　51kcal

砂糖を少量に、マヨネーズでコクアップ
こんにゃくとねぎの酢みそ風

材料（2人分）

さしみこんにゃく……100g
長ねぎ……1本（60g）
〈酢みそ〉
　練りがらし……小さじ1/2
　みそ……大さじ1
　マヨネーズ……大さじ1
　酢……小さじ1
　砂糖……小さじ1/2

1 こんにゃくは食べやすい大きさに切る。長ねぎは3～4cm長さに切り、さらに縦半分に切ってさっとゆで、ざるにあげて水気をきる。

2 ボウルに酢みその材料を入れよく混ぜる。1を器に盛り、酢みそをかける。

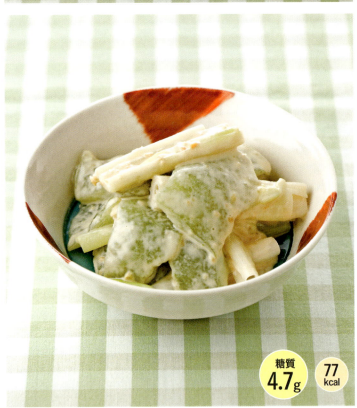

糖質 4.7g　77kcal

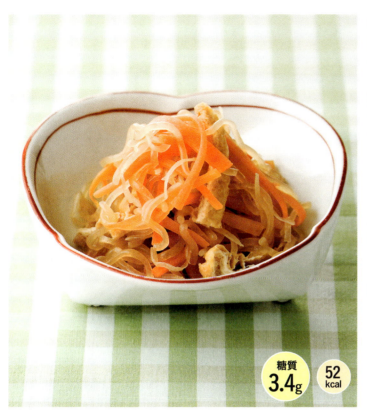

低糖質のしらたきは副菜に大活躍
しらたきとにんじん、油揚げの炒め煮

材料（2人分）
しらたき（あく抜き不要のもの）……小1袋（150g）
にんじん……1/4本（40g）
油揚げ……1/4枚（10g）
ごま油……小さじ1/2
A ┌ だし汁……大さじ3
　├ しょうゆ……小さじ2
　└ みりん……小さじ1

1. しらたきはよく洗い、水気をきって食べやすい大きさに切る。にんじんは4〜5cm長さのせん切りに、油揚げは縦半分に切ってから細切りにする。
2. 鍋にしらたきを入れて水気を飛ばすようにして中火で炒め、チリチリとしてきたら、ごま油とにんじん、油揚げを加えてさっと炒め合わせる。Aの材料を加えて全体的に混ぜながら汁気がなくなるまで炒め煮にする。

糖質 3.4g / 52 kcal

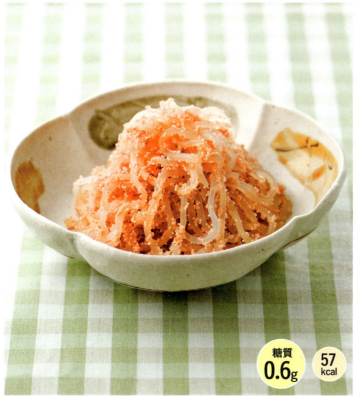

まるでパスタのような満足感
しらたき明太

材料（2人分）
しらたき（あく抜き不要のもの）……小1袋（150g）
辛子明太子……1/2腹（40g）
ごま油……小さじ1
酒……大さじ1/2
しょうゆ……小さじ1

1. しらたきはよく洗い、水気をきって食べやすい大きさに切り、さらにキッチンペーパーに包み余分な水気を取る。
2. 明太子は皮目に切り目を入れて中身をしごき出す。
3. フライパンにごま油を熱し、1を入れて水気がなくなるまでしっかり炒め、チリチリと音がしてきたら、2を加えてほぐしながら炒め、酒としょうゆを加えて炒め合わせる。

糖質 0.6g / 57 kcal

汁もの の料理

根菜は小さめに切ってかさ増しに
具だくさん豚汁

材料（2人分）
- 豚こま切れ肉……120g
- 大根……40g
- にんじん……1/4本（40g）
- ごぼう……30g
- しいたけ……2枚
- しょうが……1/2かけ分
- ごま油……小さじ1
- だし汁……2カップ
- みそ……小さじ4
- 七味唐辛子……適宜

1. 大根、にんじんは5mm厚さのいちょう切りにし、ごぼうはささがきに、しいたけは4等分に切り、しょうがはせん切りにする。
2. 鍋にごま油としょうがを入れて中火にかけ、豚肉を入れてほぐしながら炒める。肉の色が変わったら、大根、にんじん、ごぼうを入れて炒める。全体に油がまわったら、だし汁としいたけを加え、煮立ったらアクを取り、弱火で野菜がやわらかくなるまでふたをして約10分煮る。
3. みそを溶き入れて全体を混ぜて温まったら器に盛り、好みで七味唐辛子をふる。

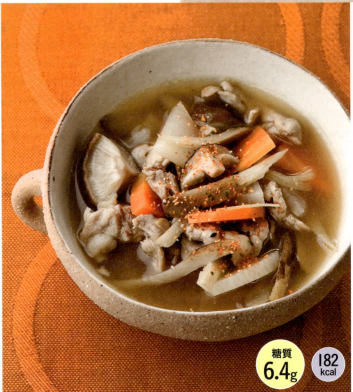

糖質 6.4g / 182kcal

豆乳は無調整のものを使って
ブロッコリーのポタージュ、カリカリベーコンのせ

材料（2人分）
- ブロッコリー……1/2個（120g）
- ベーコン……1/2枚（10g）
- 水……1カップ
- コンソメスープの素……小さじ1/2
- 無調整豆乳……1/2カップ
- 塩・こしょう……少々

1. ブロッコリーは小房に分ける。ベーコンはフライパンに入れてカリカリになるまで焼き、細切りにする。
2. 小鍋に水とコンソメを入れて強火にかけ、煮立ったらブロッコリーを加えて3〜4分煮る。火を止めて豆乳を加え、ミキサーにかける。再び温め、塩、こしょうで味を調える。器に盛り、ベーコンをのせる。

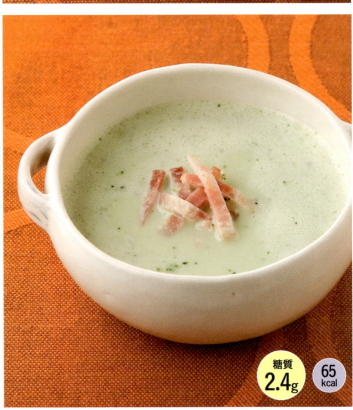

糖質 2.4g / 65kcal

104

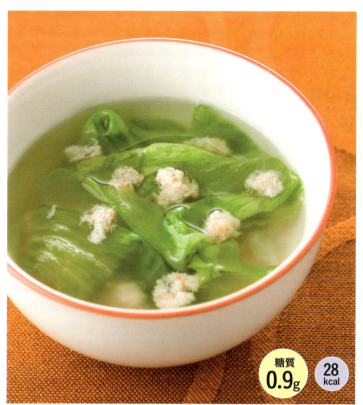

高たんぱくのかにはスープやサラダに活躍
かにとレタスの中華スープ

材料（2人分）
かに缶詰（ほぐし身）……小1缶（50g）
レタス……2枚（40g）
水……2カップ
鶏ガラスープの素……小さじ1/2
酒……小さじ2
塩・こしょう……少々

1 レタスは食べやすい大きさにちぎる。
2 鍋に水と鶏ガラスープを入れて煮立ったら、かにの缶詰を缶汁ごと入れ、酒も加える。再度煮立ったら、レタスを加え、塩、こしょうで味を調える。

糖質 0.9g　28kcal

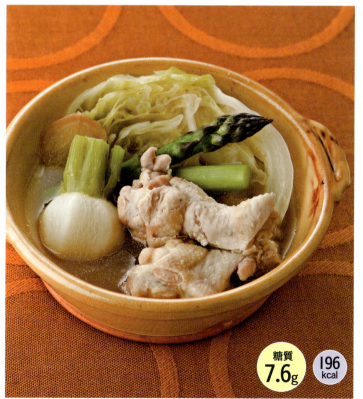

一品でお腹いっぱいになる具だくさんスープ
骨つき肉と大きめ野菜のポトフ

材料（2人分）
鶏手羽元……4本　　オリーブ油……小さじ1
　塩・こしょう……少々　水……3カップ
キャベツ……1/4個（240g）ローリエ……1枚
かぶ……2個（120g）コンソメスープの素……小さじ1
アスパラガス……大2本（40g）塩……小さじ1/3
しょうが（薄切り）……2枚

1 鶏手羽元に塩、こしょうをすり込む。キャベツはくし形に切り、かぶは茎を残して皮をむく。アスパラガスは下半分をピーラーでむいて長さを半分に切る。
2 鍋にオリーブ油を熱し、1の鶏手羽元を表面がこんがりと色づくまで焼きつける。しょうがとキャベツを加えて水を注ぎ入れ強火にかける。
3 煮立ったらローリエ、コンソメ、塩を加えて火を弱め、かぶを加えてふたをして約10分煮込み、アスパラガスを加えてさらに約5分煮る。

糖質 7.6g　196kcal

汁もの の料理

具はたっぷり、みそを加えてうま味アップ
もやしとわかめのキムチスープ

材料（2人分）

白菜キムチ……50g
もやし……1/3袋（80g）
乾燥わかめ……3g
小ねぎ……4本（20g）
だし汁……1½カップ
みそ……小さじ1

1 鍋にだし汁とざく切りにしたキムチを入れ、煮立ったらもやしと乾燥わかめを加えてひと煮する。

2 1に3～4cm長さに切った小ねぎを入れ、みそを溶き入れて器に盛る。

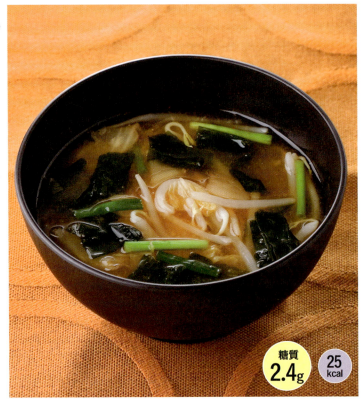

糖質 2.4g　25kcal

豆乳を使ってさらりと仕上げて
鶏ひき肉とたっぷり野菜の豆乳スープ

材料（2人分）

鶏ひき肉……120g
ブロッコリー…1/3個（60g）
エリンギ……1本（60g）
キャベツ……小2枚（100g）
にんじん……1/6本（30g）
オリーブ油……小さじ1
水……1カップ
コンソメスープの素……小さじ1
無調整豆乳……1カップ
スライスチーズ……1枚
塩・こしょう……少々

1 ブロッコリーは小房に分け、エリンギは長さを半分に切ってから1cm厚さの斜め切りにする。キャベツは2cm四方に切る。にんじんは薄い半月切りにする。

2 フライパンにオリーブ油を中火で熱し、鶏ひき肉をかたまりごと入れて焼きつける、色が変わってきたら大きくほぐして炒める。

3 鍋に水とコンソメスープを入れて強火にし、煮立ったらアクを取り、野菜を入れて5～6分煮る。豆乳とスライスチーズをちぎって加え、弱めの中火で煮立たせないように時々かき混ぜながら温める。スープがとろっとしたら、塩、こしょうで味を調え器に盛る。

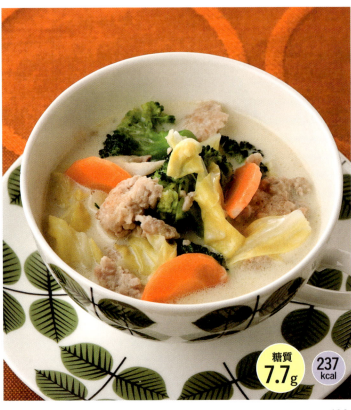

糖質 7.7g　237kcal

106

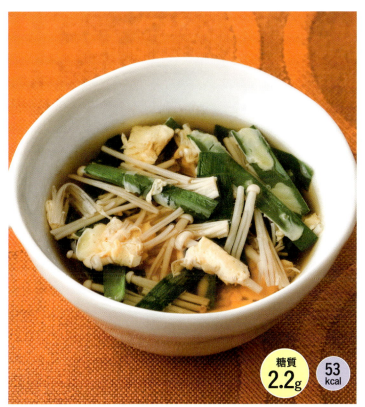

煮立てたスープに卵を流して半熟仕上げに
ニラとえのきのかきたまスープ

材料（2人分）
ニラ……1/4束（30g）
えのきたけ……1/3袋（50g）
卵……1個
しょうが（すりおろし）……1/2かけ分
だし汁……2カップ
しょうゆ……小さじ1
塩・こしょう……少々

1 ニラは2〜3cm長さに切り、えのきたけは半分に切りほぐしておく。卵は割りほぐす。

2 鍋にだし汁としょうがを入れて中火にかけ、えのきたけを加えて煮立ったら、しょうゆ、塩、こしょうを加える。ニラも加えて、ふつふつと煮立ってきたら、卵を流し入れて、半熟状に固まったら火を止める。

糖質 2.2g　53kcal

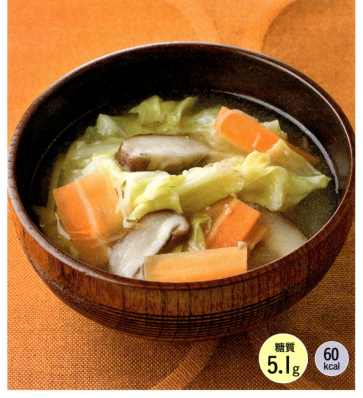

ごま油で炒めるとコクがでる
炒め野菜のみそ汁

材料（2人分）
にんじん……1/6本（30g）
キャベツ……小2枚（100g）
しいたけ……2枚（30g）
しょうが……1/2かけ分
ごま油……小さじ1
だし汁……2カップ
みそ……大さじ1

1 にんじんは短冊切りに、キャベツはひと口大のざく切りにする。しいたけは薄切り、しょうがはせん切りにする。

2 鍋にごま油としょうがを入れて中火にかけ、にんじんを炒める。つやが出たら、キャベツとしいたけを加えてさっと炒め合わせる。だし汁を加えて煮て、野菜に火が通ったらみそを溶き入れて温め、火を止める。

糖質 5.1g　60kcal

主食 の料理

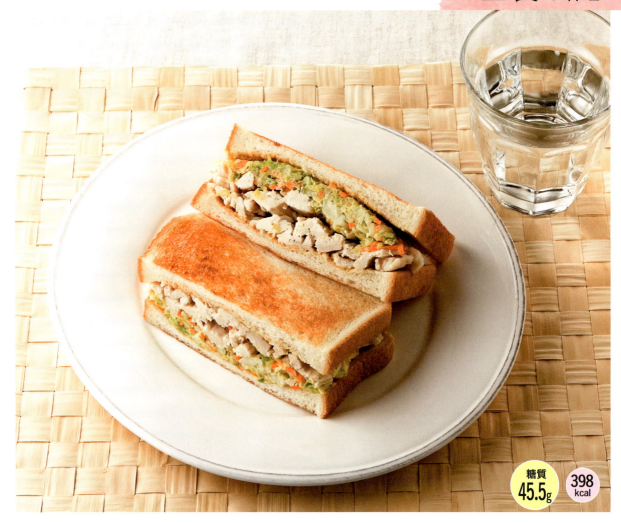

糖質 45.5g / 398 kcal

ボリュームのある具材をしっかり包んで
コールスローと蒸し鶏のボリュームサンドイッチ

材料（2人分）
食パン（8枚切り）……4枚
サラダチキン（市販品）……160g
マスタード……小さじ2
〈コールスロー〉
　┌キャベツ……2枚（120g）
　│にんじん……20g
　│塩……小さじ1/4
　│マヨネーズ……小さじ4
　└粉チーズ・レモン汁……各小さじ1

1 キャベツとにんじんはせん切りにして塩をふり、軽く混ぜて5分ほどおく。しんなりしたら水気をしっかりと絞り、コールスローの残りの材料を加えてよく混ぜ合わせる。
2 サラダチキンは粗くほぐす。
3 食パンは軽く焼いて片面にマスタードを塗り、その上に1と2をのせてはさみ、ワックスペーパーまたはラップで包む。5分ほどおいてなじんだら半分に切る。

Point
チキンとコールスローはたっぷりはさむのがポイント。パン食にありがちなもの足りなさも解消。

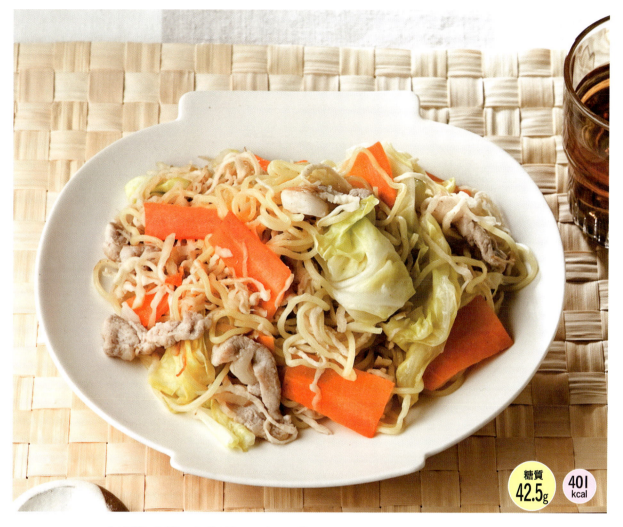

糖質 42.5g / 401kcal

切り干し大根の食感がおいしさアップ
切り干し大根のかさ増し塩焼きそば

材料（2人分）

- 焼きそば用蒸しめん……1玉（170g）
- 切り干し大根……30g
- 豚もも肉（薄切り）……150g
- キャベツ……2枚
- にんじん……1/4本（40g）
- しょうが（せん切り）……1/2かけ分
- ごま油……大さじ1/2
- 鶏ガラスープの素……小さじ2
- 塩……小さじ1/4
- こしょう……少々
- 水……大さじ2
- レモン汁……小さじ1

1. 切り干し大根はたっぷりの水に約15分つけて戻し、水気を絞る。豚肉は食べやすい大きさに切る。キャベツはひと口大のざく切りに、にんじんは3cm長さの短冊切りにする。
2. フライパンにごま油としょうがを入れて中火にかけ、豚肉を加えて炒め合わせる。肉の色が変わってきたら、蒸しめんと切り干し大根、キャベツ、にんじんを加えてめんをほぐしながら炒め、鶏ガラスープ、塩、こしょう、水を入れてふたをし、2分ほど蒸し焼きにする。
3. ふたを取って汁けを飛ばしながら炒め合わせて、レモン汁をふって器に盛る。

Point
ソースは使わず塩味で。切り干し大根がめんになじみ、めんは1/2しか使っていないのに食べごたえ充分。

主食 の料理

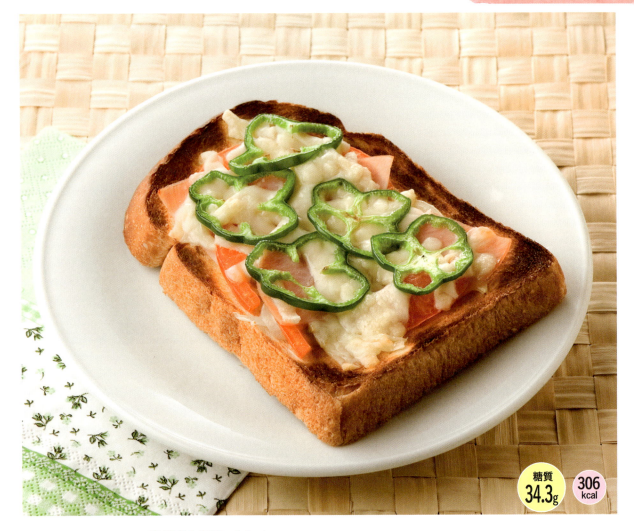

糖質 34.3g　306 kcal

チーズと野菜を同時にとれる
ピザトースト

材料（2人分）

イングリッシュブレッドまたは食パン（6枚切り）
　　　　……2枚（140g）
玉ねぎ……1/6個（30g）
ハム……2枚（30g）
トマト……小1/2個（60g）
ピザ用チーズ……30g
ピーマン……1個（45g）
バター……5g

1 玉ねぎは薄切りにして耐熱皿にのせ、ラップをふんわりとかけて、電子レンジで30〜40秒加熱する。ハムは8等分に切る。

2 パンにバターを塗り、薄切りにしたトマト、玉ねぎ、ハム、チーズ、輪切りにしたピーマンを順にのせる。オーブントースターでチーズが溶けるまで焼く。

point
ピザ用ソースは使わず、フレッシュなトマトをソース代わりにトッピング。

110

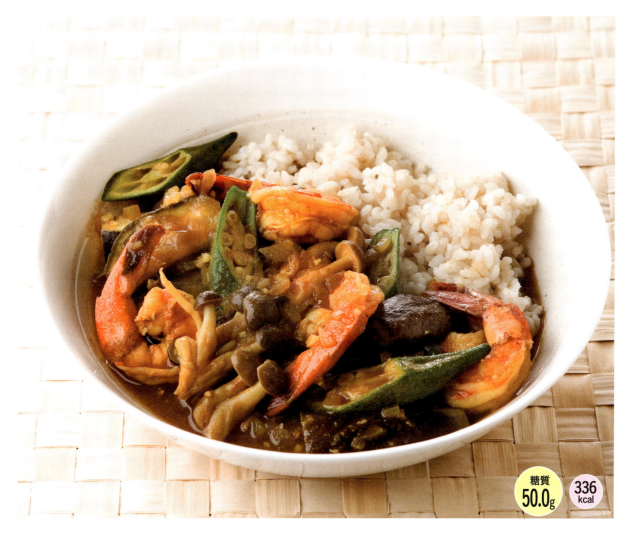

糖質 50.0g　336 kcal

大きめ野菜のスープカレー
えびと野菜のカレー

材料（2人分）

えび（殻つき）……大8尾（160g）	トマトピューレ……大さじ2（30g）
オクラ……4本（40g）	水……1½カップ
なす……1本（60g）	コンソメスープの素……大さじ1/2
しめじ……1袋（100g）	ウスターソース……小さじ2
玉ねぎ……1/4個（40g）	塩……小さじ1/3
しょうが（みじん切り）……1かけ分	こしょう……少々
オリーブ油……大さじ1/2	玄米ごはん（又は雑穀ご飯）……200g
カレー粉……大さじ2	

Point
小麦粉の入ったカレールウは使わずにスープ仕立てで。玄米や雑穀ごはんを添えていただきます。

1 えびは尾を残して殻をむき、背に切り込みを入れて背ワタを取る。オクラはガクをくるりとむいて斜め半分に切る。なすはへたを落として縦4等分に切り長さを半分に切る。しめじは小房にほぐす。玉ねぎはみじん切りにする。

2 鍋にオリーブ油と玉ねぎ、しょうがを入れて弱火で炒め、香りがたったらカレー粉とトマトピューレを加えてなじむまで炒める。

3 水、コンソメ、ウスターソース、なすを入れ、煮立ったらえびを加えて2～3分煮る。オクラ、しめじを加えて2～3分煮て塩、こしょうで味を調える。器にごはんを盛り、カレーをかける。

主食 の料理

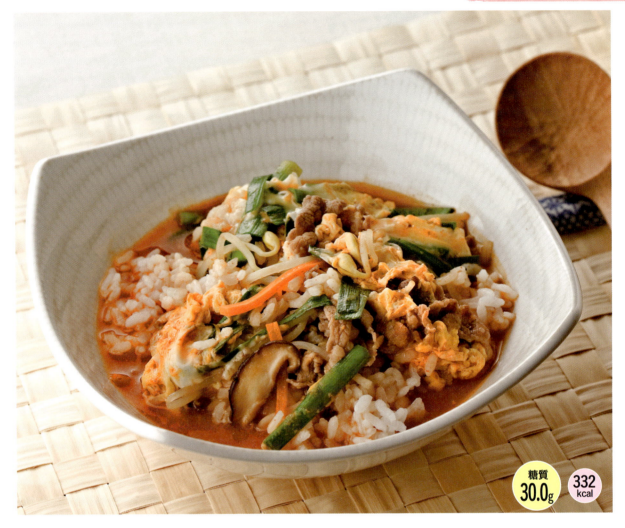

糖質 30.0g　332kcal

スープごはんなら、少量でおなかも満足
ピリ辛牛肉のクッパ

材料（2人分）
牛赤身切り落とし肉……120g
にんじん……20g
しいたけ……2枚（30g）
ニラ……1/3束（30g）
大豆もやし……1/2袋（100g）
ごはん……120g
溶き卵……1個

ごま油……大さじ1/2
だし汁……2カップ
A ┌ コチュジャン……大さじ1
　├ しょうゆ……大さじ1/2
　├ おろしにんにく……小さじ1
　├ 砂糖……小さじ1/2
　└ 粉唐辛子……適宜

1 牛肉は食べやすい大きさに切る。にんじんは4cm長さの細切りに、しいたけは薄切りに、ニラは4cm長さに切る。
2 鍋にごま油を熱し、にんじんとしいたけを炒め、全体に油がまわったら牛肉を加えて炒める。
3 Aとだし汁を加えて煮立ったらアクを取り、もやしとごはんを加えて、時々かき混ぜながら2〜3分煮る。ニラを加えてひと煮し、溶き卵をまわし入れて半熟状で火を止める。

Point
ごはんが少ないので野菜や肉などの具をたっぷりと入れてボリュームを。

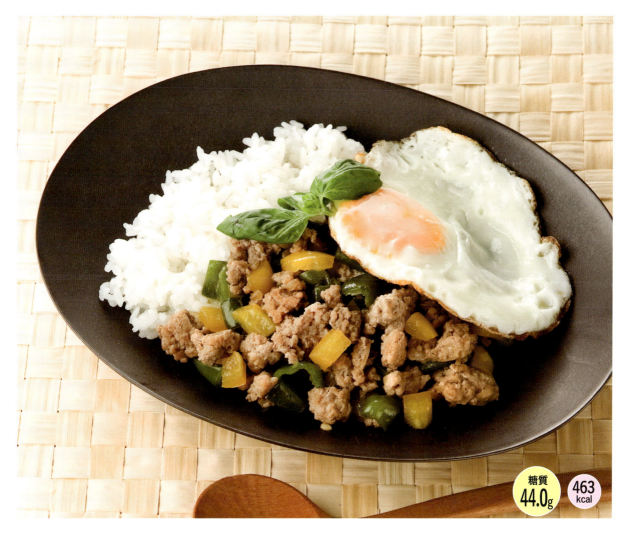

糖質 44.0g / 463 kcal

ひき肉をかたまりで焼きつけて食感も楽しむ

ガパオライス

材料（2人分）

豚赤身ひき肉……160g
玉ねぎ……1/4個（40g）
ピーマン……3個（120g）
黄パプリカ……1/3個（60g）
にんにく（みじん切り）……1かけ分
赤唐辛子（小口切り）……1/2本
オリーブ油……大さじ1

A ┌ ナンプラー・水……各大さじ1
　└ オイスターソース……小さじ2

ごはん……200g
卵……2個
バジル……適量

Point
赤身のひき肉を使い野菜もたっぷり。
野菜は食べやすい大きさに揃えて切って。

1 玉ねぎは粗いみじん切りに、ピーマンとパプリカは7〜8mm角に切る。

2 フライパンにオリーブ油大さじ1/2、にんにく、唐辛子を中火で熱し、香りがたったら玉ねぎとひき肉を加えてほぐしながら炒める。肉の色が変わってきたらピーマンとパプリカを加えてつやが出るまで炒める。

3 Aを加えて強めの中火で汁けがなくなるまで炒め合わせる。

4 器にごはんを盛り3をのせる。

5 フライパンをさっと洗って、残りのオリーブ油を熱し、卵を1個ずつ割り入れて目玉焼きを作り、4の上にのせ、バジルの葉を飾る。

主食 の料理

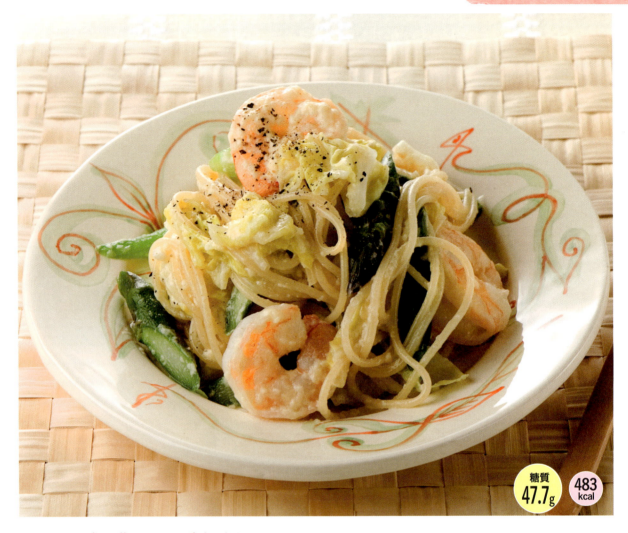

糖質 47.7g / 483kcal

大きめのえびと野菜で、めんの少なさをカバー

アスパラとえびのカルボナーラ風パスタ

材料（2人分）

- スパゲッティー……120g
- えび（殻付き）……6尾（120g）
- アスパラガス……4本（60g）
- キャベツ……2枚（120g）
- にんにく（みじん切り）……1/2かけ分
- オリーブ油……大さじ1/2
- 卵……2個
- プレーンヨーグルト……大さじ4（60g）
- パルメザンチーズ……大さじ4
- コンソメスープの素……小さじ1
- 粗挽きこしょう……適宜

Point 生クリームを使わずにヨーグルトとパルメザンチーズでヘルシーカルボナーラ風に。

1. えびは殻をむいて背に切り込みを入れて背ワタを取る。アスパラガスは下半分をピーラーでむいて斜め3cm長さに、キャベツは横1cm幅の細切りにする。
2. 卵を溶きほぐし、ヨーグルト、パルメザンチーズ、コンソメを入れてよく混ぜておく。
3. たっぷりの湯に塩を入れ（湯に対して0.5％の塩、分量外）、スパゲッティーを袋の表示の時間通りにゆでる。ゆであがりの2分前にキャベツとアスパラを加えて一緒にゆで、ざるにあげて水気を軽くきる。
4. フライパンにオリーブ油とにんにくを入れて熱しえびを炒め、2を加えてさっと炒め合わせて火を止める。すぐに3を加えて余熱でよく混ぜ合わせ、とろみがついたら器に盛り、粗挽きこしょうをふる。

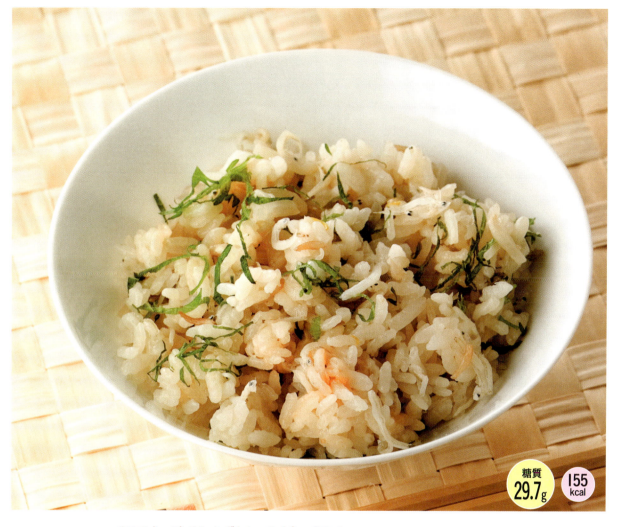

糖質 29.7g / 155kcal

くせのない味でおかずもおいしく食べられる
もやしとしらすの炊き込みごはん

材料つくりやすい分量（4人分）

米……1合
しらす干し……30g
もやし……小1袋（200g）
青じそ……6枚
A ┌ 酒……大さじ1
　├ しょうゆ……小さじ1
　└ 塩……小さじ1/3

1 米は洗ってざるにあげ、水気をきってそのまま20分ほど置いておく。

2 もやしは粗くきざみ、青じそはせん切りにする。

3 炊飯器に1を入れて炊飯器の2合の目盛りよりやや少なめに水加減し、Aを入れてかき混ぜる。もやしを加えて軽く混ぜ、上にしらすをのせて普通に炊く。炊き上がったら青じそを混ぜて器に盛る。

ヘルシー食材のもやしで炊き込みごはんをかさ増し。シャキシャキの食感もうれしい。

作りおきの料理

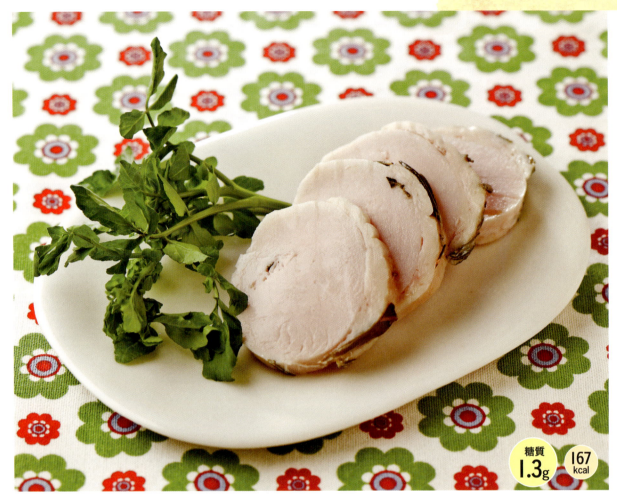

糖質 1.3g　167kcal

自家製の鶏ハムは糖質オフの強い味方！
鶏ハム

材料（4人分）
鶏むね肉……大1枚（340g）
　砂糖……大さじ1
　塩……小さじ1
　ローリエ……1～2枚
　ディル、ローズマリー、
　　タイムなど好みのハーブ……適量
粗挽き黒こしょう……小さじ1/2
クレソン……適宜

Point
常備してハムと同じように料理に使ったり、サラダやサンドイッチなどに大活躍。

1 鶏肉は砂糖、塩を順にもみ込み、ハーブといっしょにポリ袋などに入れて密封し、冷蔵庫で1～2日間つけておく。

2 鶏肉を取り出して軽く水洗いし、途中1～2回水を変えながら20～30分ほど水につけて塩抜きする。

3 大きめのラップを広げ、その上に粗挽きこしょう、新しいローリエやハーブをのせて、水気をふき取った2の鶏肉を置いて、くるくると棒状に形を整え、両端をキャンディーのようにねじり、輪ゴムでしっかりととめる。

4 鍋にたっぷりの湯を沸かし、3を入れて、再び沸騰したら火を止めてふたをして、湯が冷めるまで約3～4時間置く。

5 鍋から引き上げて、冷蔵庫で冷やす。好みの厚さに切り分けて器に盛り、クレソンを添える。

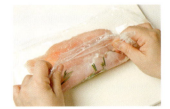
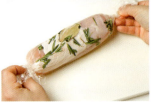

塩抜きした鶏肉はラップに広げたハーブといっしょに棒状に巻き、端をねじって止めます。3～4日保存可能。

116

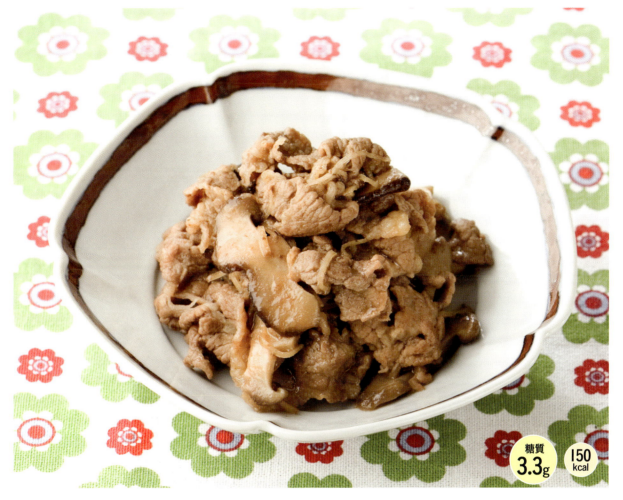

糖質 3.3g　150kcal

甘さ控えめでスパイスをきかせた常備菜
牛肉のスパイシーしぐれ煮

材料（4人分）
牛切り落とし肉……250g
しいたけ……4枚
しょうが……1かけ分
ごま油……小さじ1
クミン……小さじ1/2
カレー粉……小さじ1/3
A ┌ しょうゆ・酒・みりん……各大さじ1
　├ 塩……小さじ1/4
　└ だし汁……1/4カップ

1 牛肉は食べやすい大きさに切る。しいたけは薄切り、しょうがはせん切りにする。

2 鍋にごま油としょうがを入れて中火で熱し、香りがたったら牛肉を加えて炒め、肉の色が変わってきたら、クミンとカレー粉を加えて炒め合わせる。

3 しいたけを加えてひと混ぜし、Aを加えて煮立ったら弱火にして、時々混ぜながら汁けがなくなるまで煮る。

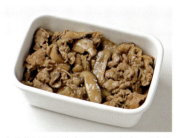

常備菜として冷蔵庫で3〜4日保存。お弁当や主菜として。

point
みりんは控えてクミンやカレー粉などエスニック調味料を使用。

作りおきの料理

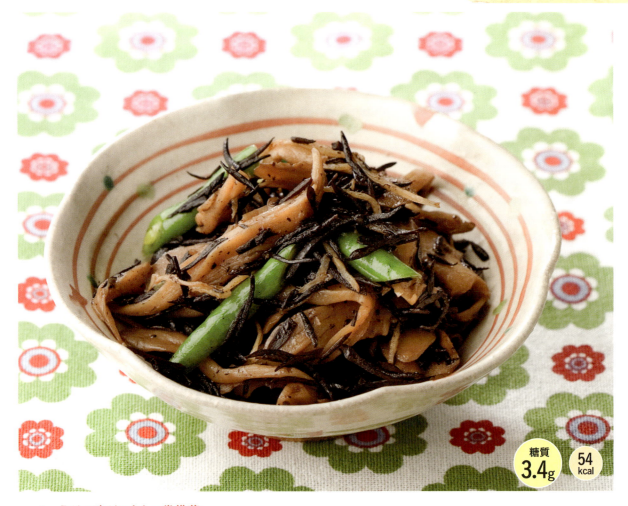

糖質 3.4g　54kcal

しょうがの味がひきたつ常備菜
ひじきのしょうが煮

材料（4人分）
ひじき（乾燥）……10g
さやいんげん……5本
まいたけ……大1パック（120g）
しょうが……大1かけ分（15g）
ごま油……大さじ1
A ┌ だし汁……1カップ
　├ しょうゆ……小さじ4
　├ みりん……小さじ1
　└ 砂糖……小さじ1

1. ひじきはたっぷりの水に約20分つけて戻す。さやいんげんは斜め薄切りに、まいたけは小房にほぐす。しょうがはせん切りにする。
2. 鍋にごま油としょうがを入れて弱火にかけ、しんなりしてきたら、ひじきを入れつやが出るまで炒める。まいたけを加えてさっと炒めたら、Aを加えてひと混ぜし、落しぶたをして中火で煮汁が1/4量になるまで約5分煮る。さやいんげんを加えて、全体を混ぜ、さらに2〜3分煮る。

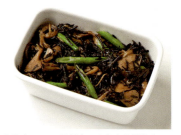

冷蔵庫で3〜4日保存。お弁当や副菜としてあると便利。

point
まいたけ1パックをたっぷり使ってカロリーも低め。

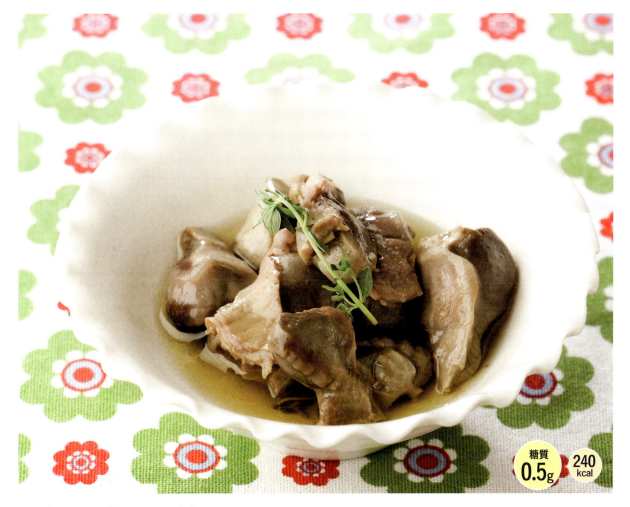

砂肝をハーブでつけ込み油煮に
砂肝のコンフィ

材料（4人分）

砂肝……300g
　塩……小さじ1
　タイム……2枝
　ローリエ……1〜2枚
　コリアンダー……小さじ1/2
にんにく（みじん切り）……1かけ分
オリーブ油……1カップ

1. 砂肝は中央から切り離し、銀筋をそぎ切りにして取る。
2. ポリ袋などに1を入れ、塩を加えて袋の上からもみ込み、タイムとローリエ、コリアンダーも加えてさらにもみ込み、1〜2時間ほど冷蔵庫に入れてつけ込む。
3. 耐熱の厚手の鍋に水気をきった2とにんにくを入れて、オリーブ油を注ぎ入れ、中火にかけて油が煮立ったら火からおろす。ふたをして、100℃に予熱したオーブンで約1時間30分加熱する。

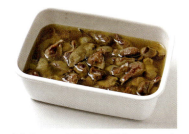

冷蔵庫で3〜4週間保存。副菜やワインに合うおつまみに。

調味料は塩だけ。油で煮ているので長期保存可能。

作りおきの料理

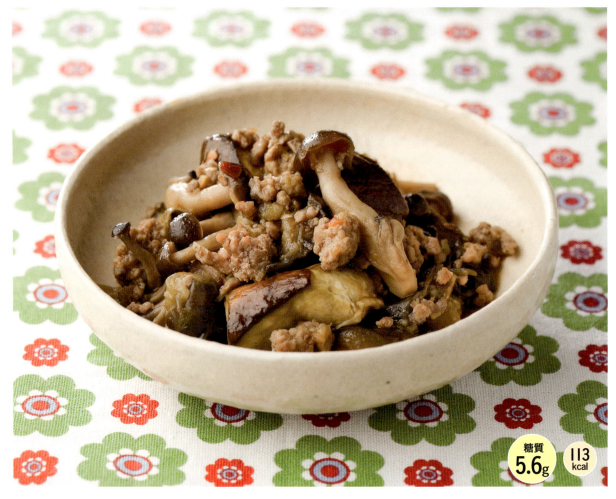

糖質 5.6g　113kcal

コクのある味つけに豆板醤をプラス
なすの肉みそ炒め

材料（4人分）
なす……3本
豚赤身ひき肉……120g
しめじ……1パック
しょうが……1かけ分
ごま油……大さじ1
A ┌ しょうゆ……大さじ2½
　├ 酒……大さじ2
　├ 砂糖……大さじ1
　├ 豆板醤……小さじ1/2
　└ だし汁……1/4カップ

1. なすはひと口大の乱切りに、しめじは小房にほぐす。しょうがはみじん切りにする。
2. 深めのフライパンにごま油としょうがを入れて中火にかけ、香りが立ったらひき肉を入れて炒め、肉の色が変わってきたらなすを加えて炒める。
3. なすにつやが出たら、しめじを加えてさっと混ぜ、Aを加えて、中火で汁けがなくなるまで炒め煮にする。

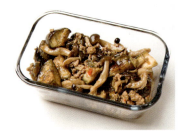

冷蔵庫で3〜4日保存。ピリ辛でお弁当やおかず、つまみの一品に。

赤身のひき肉、なす、しめじにしっかり味がついているので、豆腐や水菜などの生野菜にのせても。

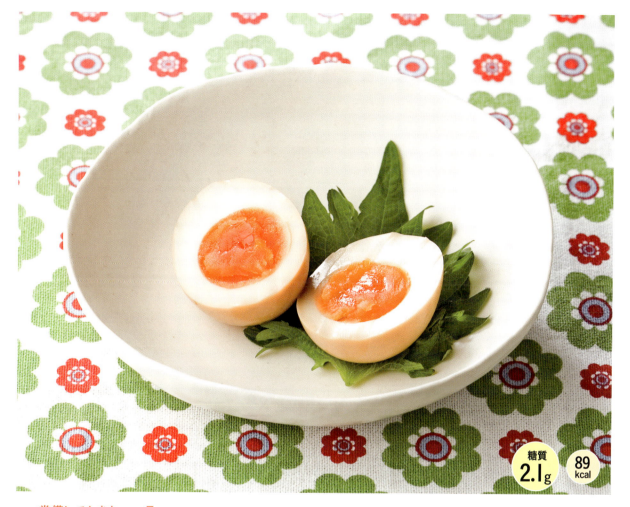

糖質 **2.1g** / **89** kcal

常備しておきたい一品
煮たまご

材料（4人分）
卵……4個
A ┌ しょうゆ、だし汁…各1/2カップ
　├ みりん、酒……各1/4カップ
　├ 酢……小さじ1
　└ 赤唐辛子……1本

1 卵は室温に戻しておき、丸い方にスプーンなどで軽くたたいてヒビを入れ（針などで穴をあけてもよい）、沸騰した湯に入れて6〜8分加熱する。（固めの半熟が好きな方は8分、とろっとさせたい場合は6分）

2 小鍋にAを入れて煮立て、粗熱が取れたら、殻をむいた1といっしょにポリ袋などに入れて口をしっかりと閉じ、冷蔵庫に入れて一晩つける。

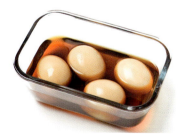

冷蔵庫で5〜6日保存。お弁当やつけ合わせ、おやつにも。

Point
肉といっしょにつけ合わせたり、たんぱく質が足りないときにあると便利。

作りおきの料理

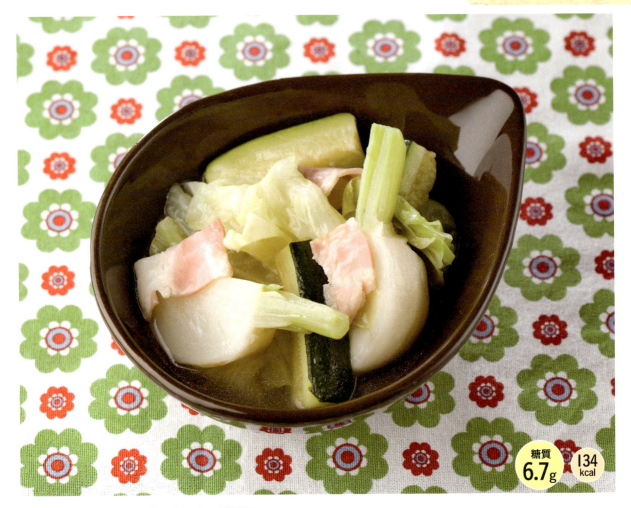

糖質 6.7g　134kcal

すぐに食べられる野菜が煮てあると便利

ベーコンと野菜のコンソメ煮

材料（4人分）

- ベーコン……3枚（60g）
- キャベツ……1/4個（250g）
- ズッキーニ……1本（200g）
- エリンギ……2本（120g）
- かぶ……4個（240g）
- オリーブ油……大さじ1
- 水……1½～2カップ
- コンソメスープの素……小さじ2
- 塩・こしょう……少々

1. ベーコンは1cm幅に切り、キャベツは少し大きめのざく切りに、ズッキーニは長さを3等分に切ってから4つ割りに、エリンギも同様の大きさに切る。かぶは茎を少し残して4等分のくし形に切る。
2. フライパンにオリーブ油とベーコンを入れて中火で炒め、キャベツ、ズッキーニ、かぶ、エリンギを入れて炒めて全体に油が回ったら、水とコンソメを加えて強火にかける。
3. 煮立ったら弱めの中火で6～7分煮る。塩、こしょうで味を調え、野菜に火が通ったら火を止める。

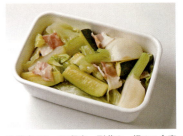

冷蔵庫で3～4日保存。副菜や、軽めの食事としても。

Point

食べごたえのあるおかずとして、少量のパンと組み合わせても。

122

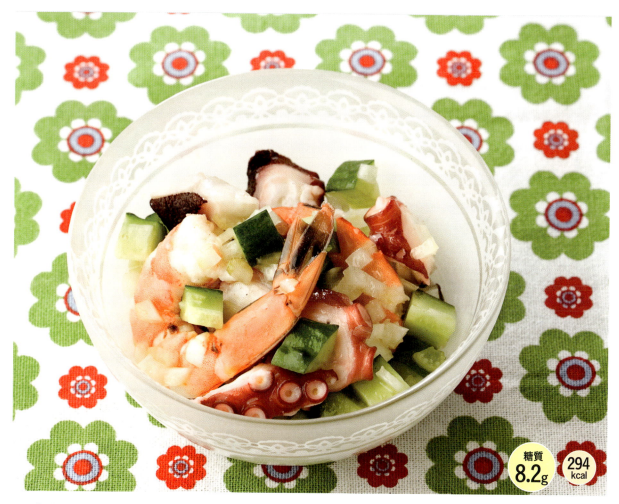

糖質 8.2g　294kcal

魚介と野菜のさっぱりマリネ
たこのセビーチェ

材料（4人分）
ゆでたこ……200g
えび……小8尾
玉ねぎ……1/4個
きゅうり……1本
A ┌ ライム汁……大さじ2
　│ （なければレモン汁で代用可）
　│ オリーブ油……大さじ2
　│ セロリ（みじん切り）…1/4本
　│ 塩……小さじ2/3
　│ はちみつ……大さじ1/2
　└ こしょう……少々

1. たこはさっとゆでたら水気をきってひと口大のそぎ切りにする。えびは殻をむいて背ワタを取り、ゆでて冷水にとって水気をふき、斜め半分に切る。
2. 玉ねぎは粗いみじん切り、きゅうりは8mm角に切る。
3. ボウルにAを入れてよく混ぜ、1と2を加えて混ぜ合わせる。

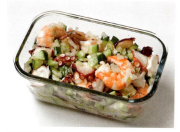

冷蔵庫で3〜4日保存。前菜やつまみ、サラダに添えても。

Point
たこやえびは低糖質でヘルシー食材。作りおきで手軽に食べたい。

作りおきの料理

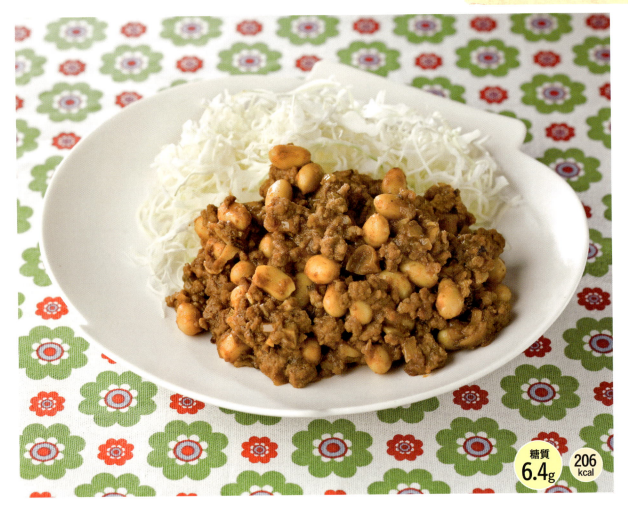

糖質 6.4g / 206 kcal

手早く炒めてさっとできる
大豆とひき肉のドライカレー

材料（4人分）

- 牛ひき肉……150g
- 玉ねぎ……1/4個（40g）
- しいたけ……4枚（60g）
- 大豆（水煮）……150g
- オリーブ油……小さじ2
- カレー粉……大さじ2
- A
  - トマトピューレ・ケチャップ・ウスターソース……各大さじ1
  - 水……1/2カップ
  - しょうゆ……小さじ1
  - コンソメスープの素……小さじ2
- 塩、こしょう……少々
- せん切りキャベツ……適宜

1. 玉ねぎとしいたけはみじん切りにする。Aの材料を混ぜ合わせておく。
2. フライパンにオリーブ油と玉ねぎを入れて透き通るまで炒め、カレー粉を入れて香りがたつまで炒める。しいたけとひき肉を加えて炒め、肉の色が変わってきたら、大豆も加えてひと混ぜする。
3. Aを入れて強火にかけ、煮立ったら中火にして時々かき混ぜながら約10分ほど煮詰める。最後に塩、こしょうで味を調える。

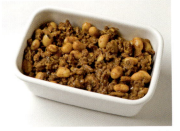

冷蔵庫で3〜4日保存。副菜や、軽めの食事にぴったり。

Point
トマトピューレやウスターソースで味つけ。ごはん代わりに、キャベツのせん切りを添えるのがオススメ。

食品糖質量一覧

一般的な料理の1食分の糖質量と、
カロリー、たんぱく質、脂質、塩分を掲載しています。
献立の組み合わせにお役立てください。
巻末には100gあたりの食品の糖質量、
カロリー、たんぱく質、脂質、塩分を掲載しています。
素材の比較の参照に。

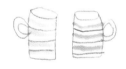

肉料理
meat

鶏のから揚げ
鶏もも肉120g
276 kcal
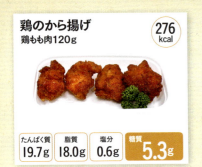
たんぱく質	脂質	塩分	糖質
19.7g	18.0g	0.6g	5.3g

しゃぶしゃぶ
牛リブロース肉105g
487 kcal
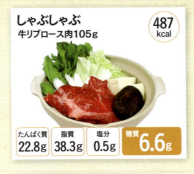
たんぱく質	脂質	塩分	糖質
22.8g	38.3g	0.5g	6.6g

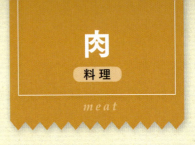

ユーリンチー
鶏もも肉100g
279 kcal
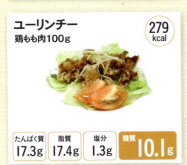
たんぱく質	脂質	塩分	糖質
17.3g	17.4g	1.3g	10.1g

すき焼き
牛リブロース肉90g
585 kcal
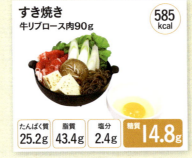
たんぱく質	脂質	塩分	糖質
25.2g	43.4g	2.4g	14.8g

牛肉の野菜巻き
牛肩ロース肉40g
152 kcal
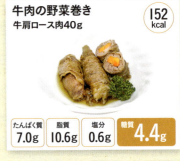
たんぱく質	脂質	塩分	糖質
7.0g	10.6g	0.6g	4.4g

寄せ鍋
鶏もも肉40g、鶏ひき肉60g、白菜100g
224 kcal
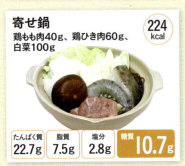
たんぱく質	脂質	塩分	糖質
22.7g	7.5g	2.8g	10.7g

レバニラ
牛レバー60g
145 kcal
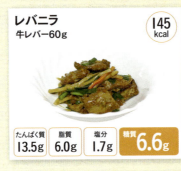
たんぱく質	脂質	塩分	糖質
13.5g	6.0g	1.7g	6.6g

ビーフシチュー
牛肩肉60g
289 kcal
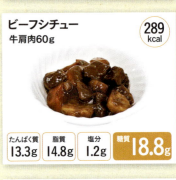
たんぱく質	脂質	塩分	糖質
13.3g	14.8g	1.2g	18.8g

チキンカツ
鶏もも肉100g
399 kcal
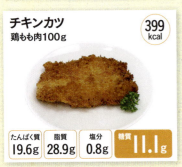
たんぱく質	脂質	塩分	糖質
19.6g	28.9g	0.8g	11.1g

フライドチキン
鶏手羽肉90g
120 kcal
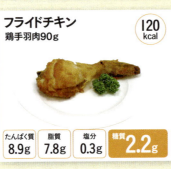
たんぱく質	脂質	塩分	糖質
8.9g	7.8g	0.3g	2.2g

サイコロステーキ
牛サーロイン肉90g
271 kcal
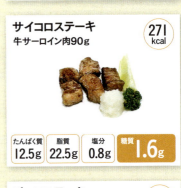
たんぱく質	脂質	塩分	糖質
12.5g	22.5g	0.8g	1.6g

鶏肉と野菜のトマト煮
鶏もも肉80g
308 kcal
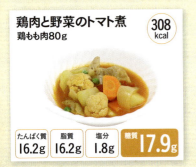
たんぱく質	脂質	塩分	糖質
16.2g	16.2g	1.8g	17.9g

タンドリーチキン
鶏もも肉80g
196 kcal
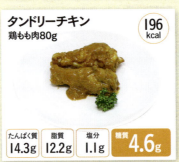
たんぱく質	脂質	塩分	糖質
14.3g	12.2g	1.1g	4.6g

ビーフステーキ
牛ヒレ肉130g
319 kcal
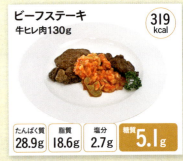
たんぱく質	脂質	塩分	糖質
28.9g	18.6g	2.7g	5.1g

料理名	kcal	たんぱく質	脂質	塩分	糖質
モツ煮込み（豚モツ50g）	214	8.7g	7.8g	1.9g	21.7g
酢豚（豚もも肉65g）	387	15.9g	17.2g	3.3g	38.6g
水炊き（鶏もも肉80g、白菜100g）	309	21.5g	14.5g	2.8g	19.5g
ジンギスカン（ラム肩肉100g）	260	18.3g	17.2g	0.2g	4.6g
ポークステーキ（豚ロース肉90g）	279	16.5g	22.1g	1.0g	0.2g
クリームシチュー（鶏もも肉40g、じゃがいも50g）	291	13.8g	14.9g	0.9g	22.4g
メンチカツ（合いびき肉60g）	283	14.6g	20.1g	0.8g	8.0g
ホイコーロー（豚ロース肉50g）	301	11.6g	21.8g	3.5g	9.8g
豚スペアリブ煮（豚ばら肉100g）	453	13.6g	40.3g	2.3g	3.2g
和風ハンバーグ（合いびき肉100g）	392	22.8g	26.9g	0.9g	10.4g
トンカツ（豚ロース肉100g）	490	21.7g	37.5g	0.8g	11.3g
豚の角煮（豚ばら肉100g）	482	14.2g	40.2g	1.4g	8.6g
ロールキャベツ（合いびき肉100g）	409	25.3g	21.1g	3.3g	24.4g
みそカツ（豚ロース肉100g）	572	24.0g	38.5g	3.1g	25.0g
ポークピカタ（豚ヒレ肉90g）	163	21.5g	6.8g	0.6g	2.1g

魚料理
fish

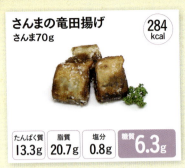

さんまの竜田揚げ さんま70g
284 kcal
たんぱく質 13.3g / 脂質 20.7g / 塩分 0.8g / 糖質 6.3g

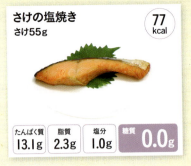

さけの塩焼き さけ55g
77 kcal
たんぱく質 13.1g / 脂質 2.3g / 塩分 1.0g / 糖質 0.0g

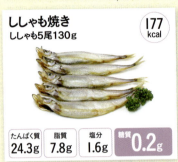

ししゃも焼き ししゃも5尾130g
177 kcal
たんぱく質 24.3g / 脂質 7.8g / 塩分 1.6g / 糖質 0.2g

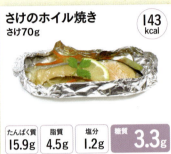

さけのホイル焼き さけ70g
143 kcal
たんぱく質 15.9g / 脂質 4.5g / 塩分 1.2g / 糖質 3.3g

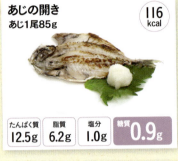

あじの開き あじ1尾85g
116 kcal
たんぱく質 12.5g / 脂質 6.2g / 塩分 1.0g / 糖質 0.9g

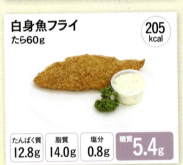

白身魚フライ たら60g
205 kcal
たんぱく質 12.8g / 脂質 14.0g / 塩分 0.8g / 糖質 5.4g

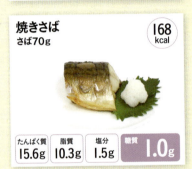

焼きさば さば70g
168 kcal
たんぱく質 15.6g / 脂質 10.3g / 塩分 1.5g / 糖質 1.0g

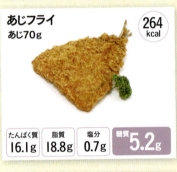

あじフライ あじ70g
264 kcal
たんぱく質 16.1g / 脂質 18.8g / 塩分 0.7g / 糖質 5.2g

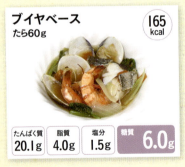

ブイヤベース たら60g
165 kcal
たんぱく質 20.1g / 脂質 4.0g / 塩分 1.5g / 糖質 6.0g

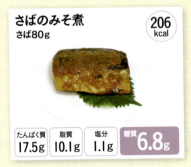

さばのみそ煮 さば80g
206 kcal
たんぱく質 17.5g / 脂質 10.1g / 塩分 1.1g / 糖質 6.8g

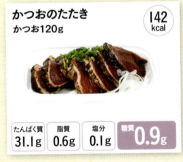

かつおのたたき かつお120g
142 kcal
たんぱく質 31.1g / 脂質 0.6g / 塩分 0.1g / 糖質 0.9g

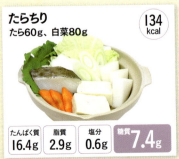

たらちり たら60g、白菜80g
134 kcal
たんぱく質 16.4g / 脂質 2.9g / 塩分 0.6g / 糖質 7.4g

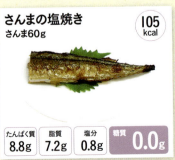

さんまの塩焼き さんま60g
105 kcal
たんぱく質 8.8g / 脂質 7.2g / 塩分 0.8g / 糖質 0.0g

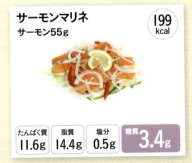

サーモンマリネ サーモン55g
199 kcal
たんぱく質 11.6g / 脂質 14.4g / 塩分 0.5g / 糖質 3.4g

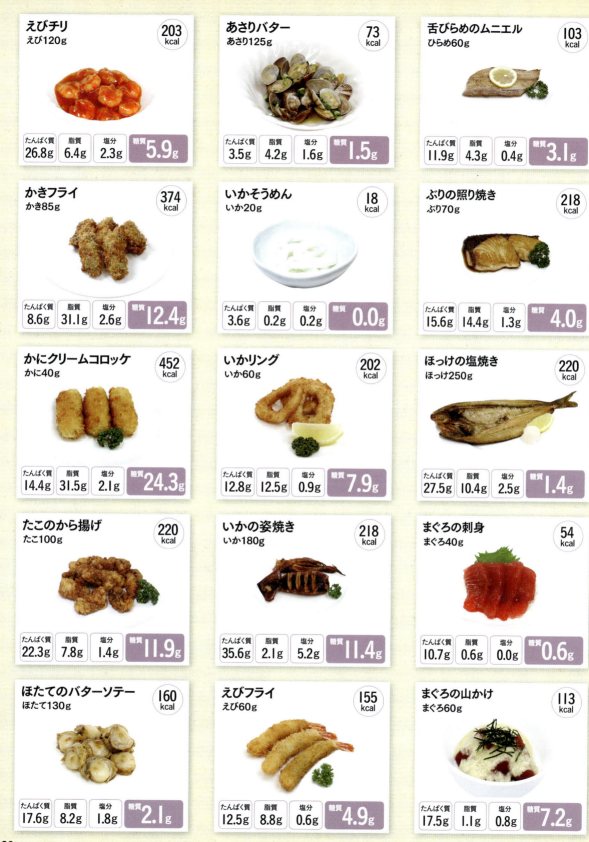

料理	材料	kcal	たんぱく質	脂質	塩分	糖質
えびチリ	えび120g	203	26.8g	6.4g	2.3g	5.9g
あさりバター	あさり125g	73	3.5g	4.2g	1.6g	1.5g
舌びらめのムニエル	ひらめ60g	103	11.9g	4.3g	0.4g	3.1g
かきフライ	かき85g	374	8.6g	31.1g	2.6g	12.4g
いかそうめん	いか20g	18	3.6g	0.2g	0.2g	0.0g
ぶりの照り焼き	ぶり70g	218	15.6g	14.4g	1.3g	4.0g
かにクリームコロッケ	かに40g	452	14.4g	31.5g	2.1g	24.3g
いかリング	いか60g	202	12.8g	12.5g	0.9g	7.9g
ほっけの塩焼き	ほっけ250g	220	27.5g	10.4g	2.5g	1.4g
たこのから揚げ	たこ100g	220	22.3g	7.8g	1.4g	11.9g
いかの姿焼き	いか180g	218	35.6g	2.1g	5.2g	11.4g
まぐろの刺身	まぐろ40g	54	10.7g	0.6g	0.0g	0.6g
ほたてのバターソテー	ほたて130g	160	17.6g	8.2g	1.8g	2.1g
えびフライ	えび60g	155	12.5g	8.8g	0.6g	4.9g
まぐろの山かけ	まぐろ60g	113	17.5g	1.1g	0.8g	7.2g

卵・大豆 料理
egg & beans

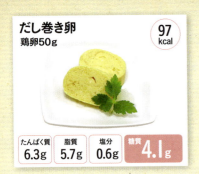
だし巻き卵 鶏卵50g — 97 kcal
たんぱく質 6.3g / 脂質 5.7g / 塩分 0.6g / 糖質 4.1g

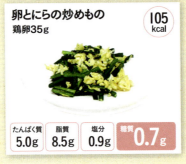
卵とにらの炒めもの 鶏卵35g — 105 kcal
たんぱく質 5.0g / 脂質 8.5g / 塩分 0.9g / 糖質 0.7g

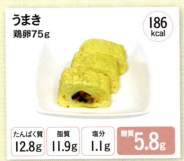
うまき 鶏卵75g — 186 kcal
たんぱく質 12.8g / 脂質 11.9g / 塩分 1.1g / 糖質 5.8g

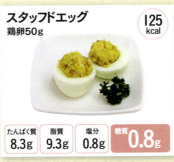
スタッフドエッグ 鶏卵50g — 125 kcal
たんぱく質 8.3g / 脂質 9.3g / 塩分 0.8g / 糖質 0.8g

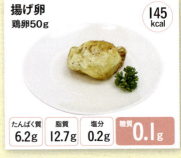
揚げ卵 鶏卵50g — 145 kcal
たんぱく質 6.2g / 脂質 12.7g / 塩分 0.2g / 糖質 0.1g

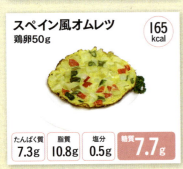
スペイン風オムレツ 鶏卵50g — 165 kcal
たんぱく質 7.3g / 脂質 10.8g / 塩分 0.5g / 糖質 7.7g

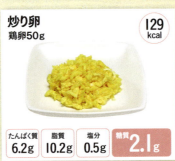
炒り卵 鶏卵50g — 129 kcal
たんぱく質 6.2g / 脂質 10.2g / 塩分 0.5g / 糖質 2.1g

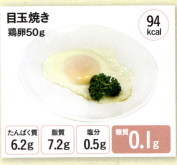
目玉焼き 鶏卵50g — 94 kcal
たんぱく質 6.2g / 脂質 7.2g / 塩分 0.5g / 糖質 0.1g

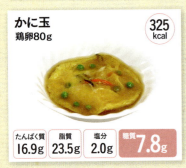
かに玉 鶏卵80g — 325 kcal
たんぱく質 16.9g / 脂質 23.5g / 塩分 2.0g / 糖質 7.8g

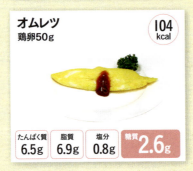
オムレツ 鶏卵50g — 104 kcal
たんぱく質 6.5g / 脂質 6.9g / 塩分 0.8g / 糖質 2.6g

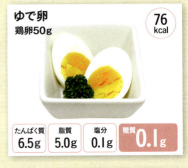
ゆで卵 鶏卵50g — 76 kcal
たんぱく質 6.5g / 脂質 5.0g / 塩分 0.1g / 糖質 0.1g

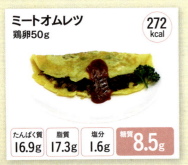
ミートオムレツ 鶏卵50g — 272 kcal
たんぱく質 16.9g / 脂質 17.3g / 塩分 1.6g / 糖質 8.5g

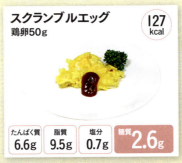
スクランブルエッグ 鶏卵50g — 127 kcal
たんぱく質 6.6g / 脂質 9.5g / 塩分 0.7g / 糖質 2.6g

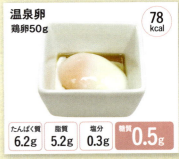
温泉卵 鶏卵50g — 78 kcal
たんぱく質 6.2g / 脂質 5.2g / 塩分 0.3g / 糖質 0.5g

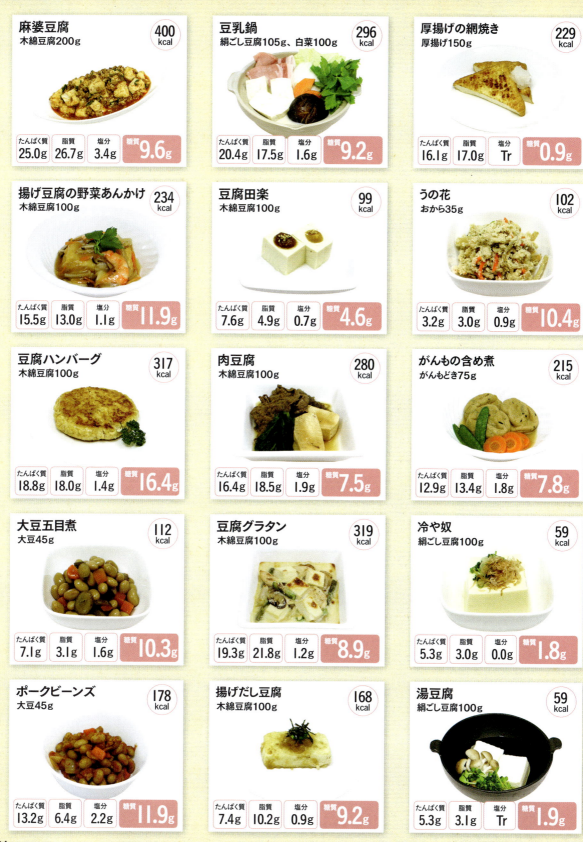

料理名	材料	kcal	たんぱく質	脂質	塩分	糖質
麻婆豆腐	木綿豆腐200g	400	25.0g	26.7g	3.4g	9.6g
豆乳鍋	絹ごし豆腐105g、白菜100g	296	20.4g	17.5g	1.6g	9.2g
厚揚げの網焼き	厚揚げ150g	229	16.1g	17.0g	Tr	0.9g
揚げ豆腐の野菜あんかけ	木綿豆腐100g	234	15.5g	13.0g	1.1g	11.9g
豆腐田楽	木綿豆腐100g	99	7.6g	4.9g	0.7g	4.6g
うの花	おから35g	102	3.2g	3.0g	0.9g	10.4g
豆腐ハンバーグ	木綿豆腐100g	317	18.8g	18.0g	1.4g	16.4g
肉豆腐	木綿豆腐100g	280	16.4g	18.5g	1.9g	7.5g
がんもの含め煮	がんもどき75g	215	12.9g	13.4g	1.8g	7.8g
大豆五目煮	大豆45g	112	7.1g	3.1g	1.6g	10.3g
豆腐グラタン	木綿豆腐100g	319	19.3g	21.8g	1.2g	8.9g
冷や奴	絹ごし豆腐100g	59	5.3g	3.0g	0.0g	1.8g
ポークビーンズ	大豆45g	178	13.2g	6.4g	2.2g	11.9g
揚げだし豆腐	木綿豆腐100g	168	7.4g	10.2g	0.9g	9.2g
湯豆腐	絹ごし豆腐100g	59	5.3g	3.1g	Tr	1.9g

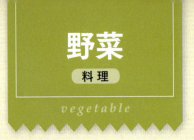

野菜
料理
vegetable

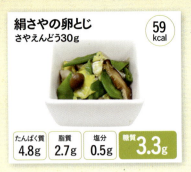

絹さやの卵とじ
さやえんどう30g
59 kcal
- たんぱく質 4.8g
- 脂質 2.7g
- 塩分 0.5g
- 糖質 3.3g

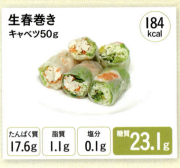

生春巻き
キャベツ50g
184 kcal
- たんぱく質 17.6g
- 脂質 1.1g
- 塩分 0.1g
- 糖質 23.1g

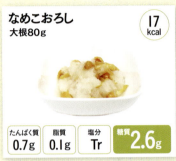

なめこおろし
大根80g
17 kcal
- たんぱく質 0.7g
- 脂質 0.1g
- 塩分 Tr
- 糖質 2.6g

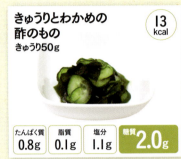

きゅうりとわかめの酢のもの
きゅうり50g
13 kcal
- たんぱく質 0.8g
- 脂質 0.1g
- 塩分 1.1g
- 糖質 2.0g

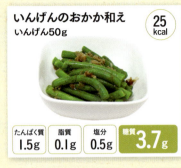

いんげんのおかか和え
いんげん50g
25 kcal
- たんぱく質 1.5g
- 脂質 0.1g
- 塩分 0.5g
- 糖質 3.7g

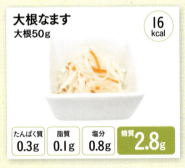

大根なます
大根50g
16 kcal
- たんぱく質 0.3g
- 脂質 0.1g
- 塩分 0.8g
- 糖質 2.8g

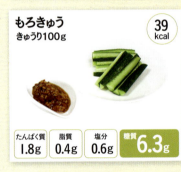

もろきゅう
きゅうり100g
39 kcal
- たんぱく質 1.8g
- 脂質 0.4g
- 塩分 0.6g
- 糖質 6.3g

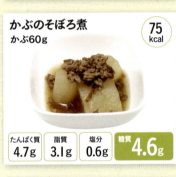

かぶのそぼろ煮
かぶ60g
75 kcal
- たんぱく質 4.7g
- 脂質 3.1g
- 塩分 0.6g
- 糖質 4.6g

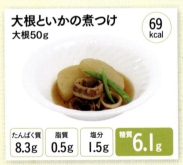

大根といかの煮つけ
大根50g
69 kcal
- たんぱく質 8.3g
- 脂質 0.5g
- 塩分 1.5g
- 糖質 6.1g

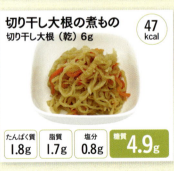

切り干し大根の煮もの
切り干し大根（乾）6g
47 kcal
- たんぱく質 1.8g
- 脂質 1.7g
- 塩分 0.8g
- 糖質 4.9g

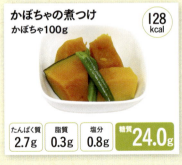

かぼちゃの煮つけ
かぼちゃ100g
128 kcal
- たんぱく質 2.7g
- 脂質 0.3g
- 塩分 0.8g
- 糖質 24.0g

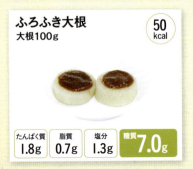

ふろふき大根
大根100g
50 kcal
- たんぱく質 1.8g
- 脂質 0.7g
- 塩分 1.3g
- 糖質 7.0g

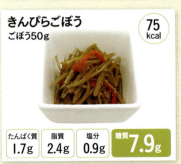

きんぴらごぼう
ごぼう50g
75 kcal
- たんぱく質 1.7g
- 脂質 2.4g
- 塩分 0.9g
- 糖質 7.9g

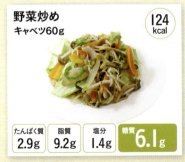

野菜炒め
キャベツ60g
124 kcal
- たんぱく質 2.9g
- 脂質 9.2g
- 塩分 1.4g
- 糖質 6.1g

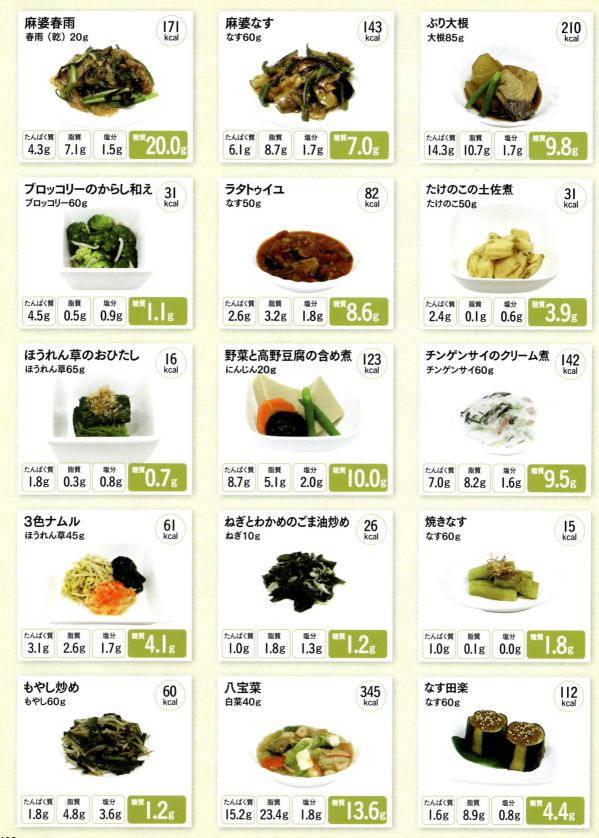

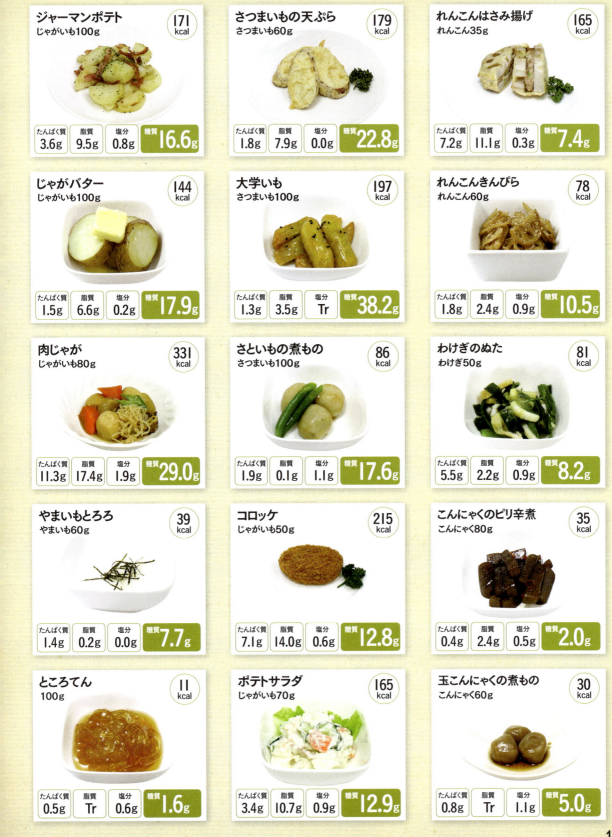

汁 料理
soup

豆腐のみそ汁
絹ごし豆腐25g　35kcal
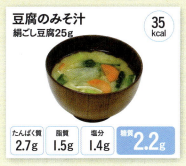
たんぱく質 2.7g / 脂質 1.5g / 塩分 1.4g / 糖質 2.2g

かぼちゃのポタージュ
かぼちゃ50g　159kcal
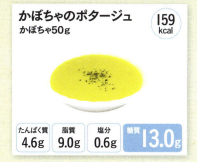
たんぱく質 4.6g / 脂質 9.0g / 塩分 0.6g / 糖質 13.0g

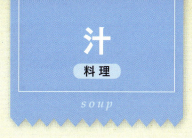

すまし汁
みつば1.5g　4kcal
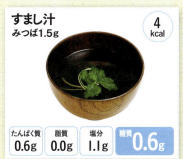
たんぱく質 0.6g / 脂質 0.0g / 塩分 1.1g / 糖質 0.6g

ミネストローネ
じゃがいも20g　113kcal
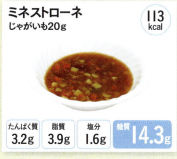
たんぱく質 3.2g / 脂質 3.9g / 塩分 1.6g / 糖質 14.3g

わかめスープ
ねぎ2g、わかめ3.6g　8kcal
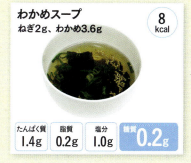
たんぱく質 1.4g / 脂質 0.2g / 塩分 1.0g / 糖質 0.2g

かき玉汁
鶏卵25g　47kcal
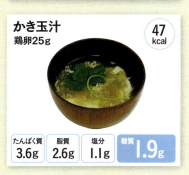
たんぱく質 3.6g / 脂質 2.6g / 塩分 1.1g / 糖質 1.9g

ワンタンスープ
豚ひき肉25g　151kcal
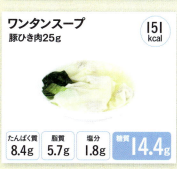
たんぱく質 8.4g / 脂質 5.7g / 塩分 1.8g / 糖質 14.4g

中華スープ
豚ひき肉20g　67kcal
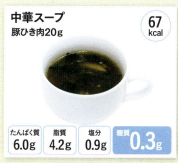
たんぱく質 6.0g / 脂質 4.2g / 塩分 0.9g / 糖質 0.3g

けんちん汁
木綿豆腐40g　136kcal
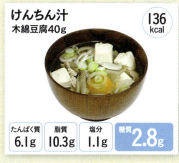
たんぱく質 6.1g / 脂質 10.3g / 塩分 1.1g / 糖質 2.8g

コーンスープ
とうもろこし缶詰（クリーム）50g　145kcal
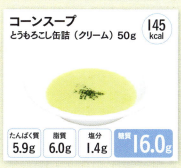
たんぱく質 5.9g / 脂質 6.0g / 塩分 1.4g / 糖質 16.0g

コンソメスープ
玉ねぎ10g　14kcal
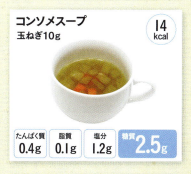
たんぱく質 0.4g / 脂質 0.1g / 塩分 1.2g / 糖質 2.5g

つみれ汁
つみれ50g　61kcal
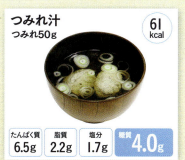
たんぱく質 6.5g / 脂質 2.2g / 塩分 1.7g / 糖質 4.0g

オニオングラタンスープ
パン30g　172kcal
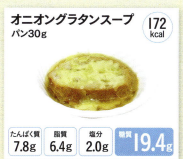
たんぱく質 7.8g / 脂質 6.4g / 塩分 2.0g / 糖質 19.4g

ガスパチョ
トマト50g　110kcal
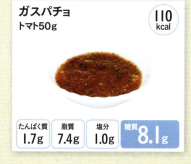
たんぱく質 1.7g / 脂質 7.4g / 塩分 1.0g / 糖質 8.1g

100g あたりの食品糖質量一覧

よく使う食品100gあたりの糖質量、カロリー、たんぱく質、脂質、塩分量を一覧にまとめました。
食品を同量で比較したいときなどの参考にしてください。

＊「食品成分表2015」の「五訂日本食品標準成分表」より引用。糖質量は、炭水化物から食物繊維を引いて算出しています。

分類		品名	糖質 （g）	カロリー （kcal）	たんぱく質 （g）	脂質 （g）	塩分 （g）
肉類	牛	牛肩ロース肉	0.2	318	16.2	26.4	0.1
		牛もも肉	0.4	209	19.5	13.3	0.1
		牛ひき肉	0.5	224	19.0	15.1	0.1
		牛肝臓（レバー）	3.7	132	19.6	3.7	0.1
	鶏	鶏ささみ	0.0	105	23.0	0.8	0.1
		鶏手羽肉（皮付き）	0.0	211	17.5	14.6	0.2
		鶏胸肉（皮付き）	0.0	191	19.5	11.6	0.1
		鶏もも肉（皮付き）	0.0	200	16.2	14.0	0.1
		鶏ひき肉	0.0	166	20.9	8.3	0.2
	豚	豚ひき肉	0.0	221	18.6	15.1	0.1
		豚肩ロース肉	0.1	253	17.1	19.2	0.1
		豚もも肉	0.2	183	20.5	10.2	0.1
		豚肝臓（レバー）	2.5	128	20.4	3.4	0.1
	加工肉	ベーコン	0.3	405	12.9	39.1	2.0
		生ハム	0.5	247	24.0	16.6	2.8
		ロースハム	1.3	196	16.5	13.9	2.5
		ウインナー	3.0	321	13.2	28.5	1.9
魚介類	魚類	あじ	0.1	121	20.7	3.5	0.3
		かつお(春獲り)	0.1	114	25.8	0.5	0.1
		かれい（子持ちがれい）	0.1	143	19.9	6.2	0.2
		きんめだい	0.1	160	17.8	9.0	0.1
		べにざけ	0.1	138	22.5	4.5	0.1
		さわら	0.1	177	20.1	9.7	0.2
		さんま	0.1	310	18.5	24.6	0.3
		まだい	0.1	142	20.6	5.8	0.1
		まだら	0.1	77	17.6	0.2	0.3
		ほっけ（開き）	0.1	142	18.2	6.9	1.7
		かつお(秋獲り)	0.2	165	25.0	6.2	0.1
		まぐろ（びん長）	0.2	117	26.0	0.7	0.1
		うなぎ	0.3	255	17.1	19.3	0.2
		さば	0.3	202	20.7	12.1	0.4
		ぶり	0.3	257	21.4	17.6	0.1
		いわし	0.7	217	19.8	13.9	0.3
	貝類	あさり	0.4	30	6.0	0.3	2.2

136

分類		品名	糖質 （g）	カロリー （kcal）	たんぱく質 （g）	脂質 （g）	塩分 （g）
魚介類	えび・かに類	くるまえび	0.0	97	21.6	0.6	0.4
		あまえび	0.1	87	19.8	0.3	0.8
		ずわいがに	0.1	63	13.9	0.4	0.8
		毛がに	0.2	72	15.8	0.5	0.6
	いか・たこ類	まだこ（生）	0.1	76	16.4	0.7	0.7
		するめいか	0.2	88	18.1	1.2	0.8
	その他	うに	3.3	120	16.0	4.8	0.6
	水産練り製品	蒸しかまぼこ	9.7	95	12.0	0.9	2.5
		はんぺん	11.4	94	9.9	1.0	1.5
		なると	11.6	80	7.6	0.4	2.0
		魚肉ソーセージ	12.6	161	11.5	7.2	2.1
		焼きちくわ	13.5	121	12.2	2.0	2.1
		さつま揚げ	13.9	139	12.5	3.7	1.9
豆類	豆腐	焼き豆腐	0.5	88	7.8	5.7	0.0
		木綿豆腐	1.2	72	6.6	4.2	0.0
		絹ごし豆腐	1.7	56	4.9	3.0	0.0
	豆類	大豆（ゆで）	2.7	180	16.0	9.0	0.0
		きな粉	16.1	434	36.8	23.1	0.0
	油揚げ類	生揚げ（厚揚げ）	0.2	150	10.7	11.3	0.0
		油揚げ	1.4	386	18.6	33.1	0.0
		高野豆腐（凍り豆腐・1枚20g）	3.9	529	49.4	33.2	1.0
	納豆	糸引き納豆	5.4	200	16.5	10.0	0.0
	その他	おから	2.3	111	6.1	3.6	0.0
		豆乳	2.9	46	3.6	2.0	0.0
		調整豆乳	4.5	64	3.2	3.6	0.1
果実類		アボカド	0.9	187	2.5	18.7	0.0
		オリーブ（ピクルスびん詰）	1.2	145	1.0	15.0	3.6
		梅干し（塩漬け）	6.9	33	0.9	0.2	22.1
		いちご	7.1	34	0.9	0.1	0.0
		もも	8.9	40	0.6	0.1	0.0
		グレープフルーツ	9.0	38	0.9	0.1	0.0
		すいか	9.2	37	0.6	0.1	0.0
		メロン	9.8	42	1.1	0.1	0.0
		なし	10.4	43	0.3	0.1	0.0
		温州みかん	11.0	46	0.7	0.1	0.0
		キウイフルーツ	11.0	53	1.0	0.1	0.0
		りんご	13.1	54	0.2	0.1	0.0
		柿	14.3	60	0.4	0.2	0.0
		ぶどう	15.2	59	0.4	0.1	0.0
		バナナ	21.4	86	1.1	0.2	0.0

分類	品名	糖質 (g)	カロリー (kcal)	たんぱく質 (g)	脂質 (g)	塩分 (g)
野菜類	ほうれん草	0.3	20	2.2	0.4	0.0
	小松菜	0.5	14	1.5	0.2	0.0
	春菊	0.7	22	2.3	0.3	0.2
	チンゲン菜	0.8	9	0.6	0.1	0.1
	ブロッコリー	0.8	33	4.3	0.5	0.1
	オクラ	1.6	30	2.1	0.2	0.0
	レタス	1.7	12	0.6	0.1	0.0
	きゅうり	1.9	14	1.0	0.1	0.0
	白菜	1.9	14	0.8	0.1	0.0
	アスパラガス	2.1	22	2.6	0.2	0.0
	大根	2.7	18	0.5	0.1	0.0
	ピーマン	2.8	22	0.9	0.2	0.0
	なす	2.9	22	1.1	0.1	0.0
	かぶ（根）	3.1	20	0.7	0.1	0.0
	キャベツ	3.4	23	1.3	0.2	0.0
	トマト	3.7	19	0.7	0.1	0.0
	えだまめ	3.8	135	11.7	6.2	0.0
	しょうが	4.5	30	0.9	0.3	0.0
	ねぎ（長ねぎ）	5.0	28	0.5	0.1	0.0
	にんじん	6.4	37	0.6	0.1	0.1
	玉ねぎ	7.2	37	1.0	0.1	0.0
	ごぼう	9.7	65	1.8	0.1	0.0
	れんこん	13.5	66	1.9	0.1	0.1
	かぼちゃ（西洋かぼちゃ）	17.1	91	1.9	0.3	0.0
	にんにく	20.6	134	6.0	1.3	0.0
	切り干し大根	46.8	279	5.7	0.5	0.7
きのこ類	まいたけ	0.0	16	3.7	0.7	0.0
	マッシュルーム	0.1	11	2.9	0.3	0.0
	ほんしめじ	1.1	14	2.1	0.3	0.0
	生しいたけ	1.4	18	3.0	0.4	0.0
	なめこ	1.9	15	1.7	0.2	0.0
	エリンギ	3.1	24	3.6	0.5	0.0
	えのきたけ	3.7	22	2.7	0.2	0.0
藻類	ところてん	0.0	2	0.2	0.0	0.0
	もずく	0.0	4	0.2	0.1	0.2
	わかめ（生）	2.0	16	1.9	0.2	1.5
	焼きのり	8.3	188	41.4	3.7	1.3
	ひじき	12.9	139	10.6	1.3	3.6
	味付けのり	16.6	179	40.0	3.5	4.3
	とろろこんぶ	22.0	117	6.5	0.9	5.3

分類		品名	糖質 (g)	カロリー (kcal)	たんぱく質 (g)	脂質 (g)	塩分 (g)
調味料 及び 香辛料類	ソース	ウスターソース	26.3	117	1.0	0.1	8.4
		中濃ソース	29.8	132	0.8	0.1	5.8
		濃厚ソース	29.9	132	0.9	0.1	5.6
	辛味調味料	ラー油	0.0	919	0.1	99.8	0.0
		豆板醤	3.6	60	2.0	2.3	17.8
	しょうゆ	うすくちしょうゆ	7.8	54	5.7	0.0	16.0
		こいくちしょうゆ	10.1	71	7.7	0.0	14.5
		たまりしょうゆ	15.9	111	11.8	0.0	13.0
	塩・酢	食塩	0.0	0.0	0.0	0.0	99.1
		ぶどう酢（ワインビネガー）	1.2	22	0.1	0.0	0.0
		穀物酢	2.4	25	0.1	0.0	0.0
		りんご酢	2.4	26	0.1	0.0	0.0
		米酢	7.4	46	0.2	0.0	0.0
	みそ	淡色辛みそ	17.0	192	12.5	6.0	12.4
		赤色辛みそ	17.0	186	13.1	5.5	13.0
		甘みそ	32.3	217	9.7	3.0	6.1
	ドレッシング など	マヨネーズ	4.5	703	1.5	75.3	1.8
		フレンチドレッシング	5.9	406	0.1	41.9	3.0
		サウザンアイランドドレッシング	8.9	416	1.0	41.4	3.6
		ノンオイル和風ドレッシング	15.9	82	3.1	0.1	7.4
	香辛料	しょうが（おろし）	8.6	43	0.7	0.6	1.5
		粒入りマスタード	12.7	229	7.6	16.0	4.1
		カレー粉	26.4	415	13.0	12.2	0.1
		わさび（練り）	39.8	265	3.3	10.3	6.1
		からし（練り）	40.1	315	5.9	14.5	7.4
		ナツメグ	47.5	559	5.7	38.5	0.0
		黒コショウ	66.6	364	11.0	6.0	0.2
		とうがらし	66.8	419	16.2	9.7	0.0
		さんしょう	69.6	375	10.3	6.2	0.0
		白コショウ	70.1	378	10.1	6.4	0.0
	だし	昆布だし	0.9	4	0.1	Tr	0.2
		めんつゆ（ストレート）	8.7	44	2.2	0.0	3.3
		固形コンソメ	41.8	235	7.0	4.3	43.2
	その他	トマトピューレー	8.1	41	1.9	0.1	0.2
		トマトペースト	17.3	89	3.8	0.1	0.5
		ケチャップ	25.6	119	1.7	0.0	3.3
		みりん風調味料	54.9	226	0.1	0.0	0.2
砂糖 及び 甘味類	砂糖	上白糖	99.2	384	0.0	0.0	0.0
	その他	メープルシロップ	66.3	257	0.1	0.0	0.0
		はちみつ	79.7	294	0.2	0.0	0.0

レシピのさくいん

く
具だくさん茶わん蒸し……81
具だくさん豚汁……26、104

こ
ゴーヤチャンプルー……36、82
ゴーヤともやしの甘酢サラダ……40、92
コールスローと蒸し鶏のボリュームサンドイッチ……28、108
小松菜と厚揚げの卵とじ……28、78
小松菜のにんにく炒め……31、89
こんにゃくとねぎの酢みそ風……102

さ
桜えびとしいたけ、いんげんの炒り豆腐……48、83
さけのあっさり照り焼き……29、68
さばの高菜煮……76
さばの水煮缶しょうが鍋……47、69

し
しそ巻きひじきつくね焼き……65
しらたきとにんじん、油揚げの炒め煮……29、103
しらたき明太……103

す
ズッキーニのペペロンチーノ風……43、94
砂肝のコンフィ……119
スモークサーモンとアボカドのレモンマリネ……76

せ
セロリのピリ辛マヨ和え……98
せん切りキャベツの巣ごもり卵……46、80

た
大根のソムタム風サラダ……97
大豆とひき肉のドライカレー……124
大豆もやしとわかめのナムル……30、89
たいのアクアパッツァ……71
タイ風肉野菜炒め……61
たこのセビーチェ……123
たたききゅうりの中華風……49、96
たらのレンジ蒸し……74

あ
アスパラとえびのカルボナーラ風パスタ……42、114
厚揚げとしいたけ、チンゲン菜のオイスターソース煮……49、85
厚揚げのピカタ……85
アボカドとさけのチーズ焼き……73
アボカドとわかめ、グリーンリーフ、パセリのサラダ……46、95

い
いかとチンゲン菜、きくらげの中華風塩炒め……74
炒め野菜のみそ汁……107

え
えのきときゅうりの塩昆布炒め……101
えび焼売……70
えびときのこのアヒージョ……75
えびと野菜のカレー……36、111

お
オクラのごま和え……26、86
温野菜とゆで卵のチーズグリル……48、95

か
かにとレタスの中華スープ……31、105
ガパオライス……40、113
かれいのマース煮……72

き
きざみきのこのチーズハンバーグ……43、59
きのこといんげんのアーリオオーリオ……101
きのことツナのオムレツ……30、79
きのこの青のり炒め……102
きのこの煮びたし……31、100
きのこのマリネ……35、100
キャベツの塩昆布サラダ……27、87
牛しゃぶサラダ……62
牛ステーキのわさびソース……62
牛肉のスパイシーしぐれ煮……117
きゅうりと焼き油揚げのもずく酢和え……27、86
きゅうりの香味和え……28、87
切り昆布と油揚げの炒め煮……41、93
切り干し大根のかさ増し塩焼きそば……30、109

140

へ
ベーコンと野菜のコンソメ煮……122

ほ
ほうれん草とハムの炒めもの……30、88
ほうれん草の梅おかか和え……34、90
ポーチドエッグのシーザーサラダ風……34、79
骨付き肉と大きめ野菜のポトフ……35、105

ま
まぐろのステーキきざみオクラソース……72

み
水菜とわかめのおひたし……29、88

め
めかじきのおろしポン酢……41、69
めかぶとセロリのごまだれ和え……37、91

も
もやしとしらすの炊き込みごはん……48、115
もやしとちくわのごま酢和え……99
もやしとわかめのキムチスープ……36、106

や
焼きしゃぶねぎだれ……48、59
焼きピーマンのしょうがびたし……41、92

ら
ラムチョップのマスタードスパイスグリル……66

わ
わかめとごぼうのサラダ……49、96
わかめとトマトの簡単白和え……43、83

ち
チキンソテー……27、56
チョレギサラダ……98
青椒肉絲……63

つ
ツナとハムのグリーンサラダ……42、93

と
豆腐ステーキきのこザーサイソース……84
鶏ささみの明太マヨ焼き……67
鶏手羽中の塩麹から揚げ……49、60
鶏肉のバジル炒め……67
鶏ハム……116
鶏ひき肉とたっぷり野菜の豆乳スープ……46、106

な
なすのしょうが煮……36、90
なすの肉みそ炒め……120
なすの豚巻きバターしょうゆソテー……61

に
煮たまご……121
ニラとえのきのかきたまスープ……107
にんじんとセロリのラペ……40、91

は
ハーブ揚げミートボール……64
白菜ともやしの中華和え……97
ハムエッグ……26、78
バンバンジー……31、57

ひ
ビザトースト……34、110
ひじきのサラダ……42、94
ひじきのしょうが煮……118
ピリ辛牛肉のクッパ……37、112

ふ
豚のしょうが焼き……34、58
豚肉とかぶ、わかめのゆずこしょう煮……64
豚ヒレ肉ときのこ、ほうれん草のカレークリーム煮……63
ぶりのタンドリー……77
ブロッコリーとツナみそ和え……99
ブロッコリーのポタージュ、カリカリベーコンのせ……28、104

料理糖質量一覧のさくいん

す
すき焼き……126
スクランブルエッグ……130
スタッフドエッグ……130
酢豚……127
スペイン風オムレツ……130
すまし汁……135

た
大学いも……134
大根といかの煮つけ……132
大根なます……132
大豆五目煮……131
たけのこの土佐煮……133
たこのから揚げ……129
だし巻き卵……130
卵とにらの炒めもの……130
玉こんにゃくの煮もの……134
たらちり……128
タンドリーチキン……126

ち
チキンカツ……126
中華スープ……135
チンゲンサイのクリーム煮……133

つ
つみれ汁……135

と
豆乳鍋……131
豆腐グラタン……131
豆腐田楽……131
豆腐のみそ汁……135
豆腐ハンバーグ……131
ところてん……134
鶏肉と野菜のトマト煮……126
鶏のから揚げ……126
トンカツ……127

き
絹さやの卵とじ……132
牛肉の野菜巻き……126
きゅうりとわかめの酢のもの……132
切り干し大根の煮もの……132
きんぴらごぼう……132

く
クリームシチュー……127

け
けんちん汁……135

こ
コーンスープ……135
コロッケ……134
コンソメスープ……135
こんにゃくのピリ辛煮……134

さ
サーモンマリネ……128
サイコロステーキ……126
さけの塩焼き……128
さけのホイル焼き……128
さつまいもの天ぷら……134
さといもの煮もの……134
さばのみそ煮……128
3色ナムル……133
さんまの塩焼き……128
さんまの竜田揚げ……128

し
ししゃも焼き……128
舌びらめのムニエル……129
ジャーマンポテト……134
じゃがバター……134
しゃぶしゃぶ……126
白身魚フライ……128
ジンギスカン……127

あ
揚げだし豆腐……131
揚げ卵……130
揚げ豆腐の野菜あんかけ……131
あさりバター……129
あじの開き……128
あじフライ……128
厚揚げの網焼き……131

い
いかそうめん……129
いかの姿焼き……129
いかリング……129
炒り卵……130
いんげんのおかか和え……132

う
うの花……131
うまき……130

え
えびチリ……129
えびフライ……129

お
オニオングラタンスープ……135
オムレツ……130
温泉卵……130

か
かき玉汁……135
かきフライ……129
ガスパチョ……135
かつおのたたき……128
かにクリームコロッケ……129
かに玉……130
かぶのそぼろ煮……132
かぼちゃの煮つけ……132
かぼちゃのポタージュ……135
がんもの含め煮……131

142

ら

ラタトゥイユ……133

れ

レバニラ……126
れんこんきんぴら……134
れんこんはさみ揚げ……134

ろ

ロールキャベツ……127

わ

わかめスープ……135
わけぎのぬた……134
和風ハンバーグ……127
ワンタンスープ……135

ま

麻婆豆腐……131
麻婆なす……133
麻婆春雨……133
まぐろの刺身……129
まぐろの山かけ……129

み

ミートオムレツ……130
水炊き……127
みそカツ……127
ミネストローネ……135

め

目玉焼き……130
メンチカツ……127

も

モツ煮込み……127
もやし炒め……133
もろきゅう……132

や

焼きさば……128
焼きなす……133
野菜炒め……132
野菜と高野豆腐の含め煮……133
やまいもとろろ……134

ゆ

ユーリンチー……126
ゆで卵……130
湯豆腐……131

よ

寄せ鍋……126

な

なす田楽……133
生春巻き……132
なめこおろし……132

に

肉じゃが……134
肉豆腐……131

ね

ねぎとわかめのごま油炒め……133

は

八宝菜……133

ひ

ビーフシチュー……126
ビーフステーキ……126
冷や奴……131

ふ

ブイヤベース……128
豚スペアリブ煮……127
豚の角煮……127
フライドチキン……126
ぶり大根……133
ぶりの照り焼き……129
ブロッコリーのからし和え……133
ふろふき大根……132

ほ

ホイコーロー……127
ほうれん草のおひたし……133
ポークステーキ……127
ポークビーンズ……131
ポークピカタ……127
ほたてのバターソテー……129
ほっけの塩焼き……129
ポテトサラダ……134

143

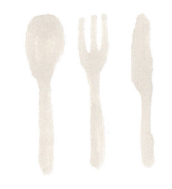

この1冊で安心！
糖質オフの健康やせレシピ

2016年7月5日　第1刷発行

監修 ── 小田原雅人
料理・栄養価計算 ── 金丸絵里加

発行人 ── 鈴木昌子
編集人 ── 南條達也
企画編集 ── 彦田恵理子

Staff
編集 ── 太田雅恵（クレア）
撮影 ── 国井美奈子
デザイン ── 木村重子（ウィル）
イラスト ── 赤江橋洋子
スタイリング ── 加王紀子（クレア）
編集協力 ── 郷原美和子　小林みさえ

発行所 ── 株式会社学研プラス
　　　　　〒141-8415　東京都品川区西五反田2-11-8
印刷所 ── 凸版印刷株式会社
DTP ── 株式会社ノーバディー・ノーズ

この本に関する各種お問い合わせ先
［電話の場合］
●編集内容については　Tel.03-6431-1223（編集部直通）
●在庫、不良品（乱丁、落丁）については、Tel.03-6431-1250（販売部直通）

［文書の場合］
〒141-8418 東京都品川区西五反田2-11-8　学研お客様センター
『この1冊で安心！糖質オフの健康やせレシピ』係

●この本以外の学研商品に関するお問い合わせは下記まで。
Tel.03-6431-1002（学研お客様センター）

© Gakken Plus 2016 Printed in Japan
本書の無断転載、複製、複写（コピー）、翻訳を禁じます。
本書を代行業者等の第三者に依頼してスキャンやデジタル化することは、たとえ個人や家庭内の利用であっても、著作権法上、認められておりません。

複写（コピー）をご希望の場合は、下記までご連絡ください。
日本複製権センター　http://www.jrrc.or.jp/
E-mail:jrrc_info@jrrc.or.jp　Tel.03-3401-2382
®〈日本複製権センター委託出版物〉

学研グループの書籍・雑誌についての新刊情報・詳細情報は下記をご覧ください。
学研出版サイト　http://hon.gakken.jp/